Chronische Bauchschmerzen im Kindesalter

Chronische Bauchschmerzen im Kindesalter

Das „Stopp den Schmerz mit Happy-Pingu"-Programm

von

Martina Groß und Petra Warschburger

HOGREFE

GÖTTINGEN · BERN · WIEN · PARIS · OXFORD · PRAG · TORONTO
CAMBRIDGE, MA · AMSTERDAM · KOPENHAGEN · STOCKHOLM

Dipl.-Psych. Martina Groß, geb. 1981. 2001–2007 Studium der Psychologie in Potsdam. 2008–2010 Mitarbeiterin am Patienten-Trainings- und Beratungszentrum der Universität Potsdam. Seit 2011 Mitarbeiterin der Deutschen Morbus Crohn/Colitis ulcerosa Vereinigung e.v.

Prof. Dr. Petra Warschburger, geb. 1965. 1985–1991 Studium der Psychologie in Trier. 1995 Promotion. 1998 Habilitation. 1999–2003 Hochschuldozentin für Angewandte Psychologie und Rehabilitation an der Universität Bremen. Seit 2003 Professorin für Beratungspsychologie am Department für Psychologie der Universität Potsdam und dort Leiterin des Patienten-Trainings- und Beratungszentrum für chronisch kranke Kinder und Jugendliche.

Bibliografische Information der Deutschen Nationalbibliothek
Die Deutsche Nationalbibliothek verzeichnet diese Publikation in der Deutschen Nationalbibliografie; detaillierte bibliografische Daten sind im Internet über http://dnb.d-nb.de abrufbar.

© 2012 Hogrefe Verlag GmbH & Co. KG
Göttingen · Bern · Wien · Paris · Oxford · Prag · Toronto
Cambridge, MA · Amsterdam · Kopenhagen · Stockholm
Merkelstraße 3, 37085 Göttingen

http://www.hogrefe.de
Aktuelle Informationen · Weitere Titel zum Thema · Ergänzende Materialien

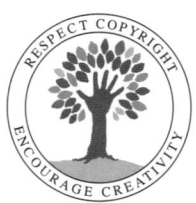
Satz: Grafik-Design Fischer, Weimar
Illustrationen Happy Pingu, Pingu-Tricks, Comic Grübel Paul und Mädchen (Situationskärtchen):
Klaus Gehrmann, Freiburg; www.klausgehrmann.net
Gesamtherstellung: Druckerei Hubert und Co., Göttingen
Printed in Germany
Auf säurefreiem Papier gedruckt

ISBN 978-3-8017-2379-8

Inhaltsverzeichnis

Anhang

CD-ROM

Die CD-ROM enthält PDF-Dateien aller Info- und Arbeitsblätter, die zur Durchführung des Therapieprogrammes verwendet werden können.

Die PDF-Dateien können mit dem Programm Acrobat® Reader (eine kostenlose Version ist unter www.adobe.com/products/acrobat erhältlich) gelesen und ausgedruckt werden.

Vorwort

Bauchschmerzen sind im Kindesalter ein häufig zu beobachtendes Phänomen: Ihre Ursachen sind sehr unterschiedlich. Es wird häufig zwischen den sogenannten „harmlosen" und den „ernsten" Bauchschmerzen unterschieden. Unter „ernsten" Bauchschmerzen werden dann meist akute oder chronische Schmerzen verstanden, die Hinweise auf eine schwerwiegende Erkrankung darstellen (wie z. B. eine Blindarmentzündung oder Morbus Crohn). Diese Formen sind im Kindesalter sehr selten anzutreffen. Wesentlich häufiger sind die sogenannten „harmlosen" Formen, bei denen keine behandlungsbedürftige Organerkrankung vorliegt und die dann oftmals als reine Reaktionen auf Stress in der Schule, blähende Nahrungsmittel oder Streit mit den Freunden verstanden werden. Treten Bauchschmerzen in solchen Situationen vereinzelt auf, dann ist der Begriff „harmlos" vielleicht noch gerechtfertigt, nicht jedoch, wenn diese Bauchschmerzen wiederholt auftreten und den Alltag von Kindern und deren Eltern massiv beeinträchtigen: Kinder lassen ihre Lieblingsspeise stehen, bleiben vor Schmerzen dem Unterricht fern oder sagen Verabredungen mit Freunden ab. Die Eltern sind verunsichert, suchen Hilfe beim Arzt, der ihnen oftmals nur bestätigen kann, dass keine behandlungsbedürftige Organerkrankung vorliegt. Da die Schmerzen der Kinder jedoch persistieren, werden oftmals weitere diagnostische Untersuchungen herbeigeführt, um sicher zu stellen, dass keine organische Erkrankung „übersehen wurde". So haben Eltern und Kinder oft eine Odyssee von diagnostischen Abklärungen und erfolglosen Behandlungsversuchen hinter sich. Sie fühlen sich missverstanden, alleine gelassen und haben das Gefühl, dass die Schmerzen ihres Kindes verharmlost werden.

Chronische Bauchschmerzen sind kein „harmloses, vorübergehendes Problem". Werden die Probleme nicht frühzeitig behandelt, besteht die Gefahr, dass sich die Schmerzen bis ins Erwachsenenalter fort setzen und weitere, physische wie psychische Probleme auftreten. Chronische Bauchschmerzen bei Kindern müssen von allen – Eltern, Ärzten und Psychologen – ernst genommen werden. Eine Reduktion auf psychologische Stressreaktionen wird der multifaktoriellen Genese und Krankheitsaufrechterhaltung nicht gerecht. Eine umfassende biopsychosoziale Sichtweise ist notwendig, die auch die intra- und interindividuelle Variabilität der Symptomatik berücksichtigt.

Das vorliegende Behandlungsprogramm „Stopp den Schmerz mit Happy-Pingu" ist in den letzten fünf Jahren intensiver Beschäftigung mit der Thematik entstanden. Es handelt sich um ein sechsstündiges kognitiv-behaviorales Schulungsprogramm für Kinder im Grundschulalter mit begleitender Elternschulung, das sowohl als Einzel- als auch als Gruppentraining durchgeführt werden kann. „Happy-Pingu", ein fröhlicher Pinguin, der aber öfters unter Bauchschmerzen leidet, begleitet die Kinder durch das Programm. Gemeinsam mit Happy-Pingu finden die Kinder heraus, was die Auslöser für ihre Bauchschmerzen sind und welche Möglichkeiten sie haben, ihre Bauchschmerzen selbstständig in den Griff zu bekommen. Im Mittelpunkt steht also die Hilflosigkeit im Umgang mit den Schmerzen zu reduzieren und angemessene Schmerzbewältigungsstrategien einzusetzen. Happy-Pingu hat für die Kinder jede Menge Tricks parat, um die Schmerzgeister zu vertreiben. Bewährte verhaltenstherapeutische Methoden wie Psychoedukation, Selbstbeobachtungsverfahren, Entspannung, kognitive Umstrukturierung oder auch Aufmerksamkeitslenkung kommen zum Einsatz.

Das Vorgehen wurde von uns umfangreich auf seine Wirksamkeit und Akzeptanz überprüft. In einer unkontrollierten Pilotstudie zeigten sich sehr positive Effekte auf das Schmerzerleben und die Bewältigungsstrategien der Kinder sowie eine hohe Akzeptanz des Vorgehens. Diese positive Befundlage konnte auch durch die Ergebnisse einer kontrolliert-randomisierten Evaluationsstudie bestätigt werden; eine Katamnese zeigte, dass die Effekte längerfrisitg stabil sind.

Zum Aufbau des Buches: Im ersten Teil des Manuals erhält der Leser einen kurzen Überblick zum Störungsbild des chronischen Bauchschmerzes. Ausführlich wird dann im zweiten Kapitel das diagnostische Vorgehen dargestellt, um für die Therapie Hinweise für das konkrete Vorgehen zu erhalten. Auf der beiliegenden CD-ROM finden sich Materialien, die bei der Diagnostik eingesetzt werden können. Nach einer Übersicht zum aktuellen Stand des Wissens zur Behandlung der chronischen Bauchschmerzen wird detailliert das Vorgehen im Programm „Stopp den Schmerz mit Happy-Pingu" dargestellt. Zuerst werden Hinweise zum allgemeinen Vorgehen gegeben, dann die einzelnen Sitzungsinhalte detailliert beschrieben. Abschließend werden die Ergebnisse der Evaluation dargestellt. Die notwendigen Arbeitsmateralien finden sich auf der CD-ROM direkt zum Ausdrucken.

Wir möchten uns ganz herzlich bei Herrn Dr. Hassmann, Sozialpädiatrisches Zentrum, Homburg und Frau Dipl. oec. troph. Helena von Schassen, Universität Potsdam, für die Unterstützung bei der Erstellung der Ernährungsschulung bedanken. Ebenso gilt unser Dank Frau cand.-psych. Claudia Calvano für ihre Hilfe bei der Manuskriptgestaltung. An erster Stelle ist jedoch den Kindern und deren Eltern zu danken, die an diesem Behandlungsprogramm und den begleitenden Studien teilgenommen und deren Rückmeldungen dazu beigetragen haben, unser Vorgehen zu optimieren.

Wir freuen uns, mit diesem Manual das erste strukturierte und evaluierte ambulante Behandlungsprogramm für Grundschulkinder mit chronischen Bauchschmerzen vorzulegen. Wir hoffen damit zu einer Verbesserung der Versorgung von Kindern mit chronischen Bauchschmerzen beizutragen.

Potsdam, im März 2011

Martina Groß und
Petra Warschburger

Kapitel 1

Einleitung

Fallbeispiel: Beate

Beate, 10 Jahre, ist ein aufgewecktes und fröhliches Kind. Sie besucht die 4. Klasse einer Grundschule. In ihrer Freizeit trifft sie sich am liebsten mit ihren Freunden oder übt Klavier. Seit ihrem 8. Lebensjahr klagt sie wiederholt über Schmerzen in der unteren Bauchregion. Bei starken Episoden sind die Schmerzen „ganz tief drin und drückend". Die Bauchschmerzen treten ca. zweimal pro Woche mit unterschiedlicher Stärke auf und dauern eine halbe bis zu einer ganzen Stunde an. Die Eltern berichten zudem über Blähungen in Zusammenhang mit leichteren Bauchschmerzepisoden. Mehrmals wurde ein Arzt aufgesucht. Der Arzt führte Blut- und Urintests sowie den H_2-Atemtest durch. Nachdem der Arzt keinen Hinweis auf eine organische Erkrankung fand, wechselten die Eltern zu einem anderen Arzt und ließen dort die gleichen Untersuchungen durchführen. Auch dieser Arzt kam zu dem gleichen Ergebnis. Weder Beate noch ihre Eltern haben eine Erklärung für das Auftreten der Bauchschmerzen. Die Eltern vermuten, dass es an der Ernährung liegen könnte oder an überzogenen schulischen Leistungsansprüchen. Ausgelöst werden die Bauchschmerzen vor allem dann, wenn sie zu viel, zu wenig oder zu schnell gegessen habe, bei längeren Autofahrten sowie nach Streit mit ihrem Bruder. Für Beate ist es besonders schwierig mit den Bauchschmerzen umzugehen, wenn die Schmerzen in der Schule, bei Freunden oder bei den Hausaufgaben auftreten: Insbesondere fällt Beate der Umgang damit schwer, wenn sie alleine zu Hause ist. Wenn die Schmerzen in der Schule auftreten, informiert sie den Lehrer, aber oftmals versucht sie auch, sich nichts anmerken zu lassen und weiter dem Unterricht zu folgen. Beate hat schon Vieles ausprobiert, um die Schmerzen in den Griff zu kriegen, wie beispielsweise tiefes Atmen, den Bauch zu reiben, sich hinlegen oder sich durch Spielen abzulenken. Am liebsten wäre es ihr, die Schmerzen würden ganz einfach wieder verschwinden. Sie glaubt, ohne die Bauchschmerzen könnte sie fröhlicher sein und die gesamte Familie wäre ausgeglichener. Die Eltern wenden sich ihrer Tochter besonders stark zu, sobald die Bauchschmerzen auftreten, indem sie z. B. die schmerzhafte Stelle massieren oder ihr extra Getränke zubereiten.

Schmerz ist untrennbar mit dem Leben verbunden – er „gehört dazu". Das Auftreten und Erleben von Schmerzen sind als normale physiologische Reaktion sinnvoll und signalisieren uns, dass etwas nicht in Ordnung ist. Was passiert jedoch, wenn der Schmerz immer wiederkehrt, wenn er seine „Signalfunktion" verliert und chronifiziert wie das bei Beate der Fall ist? Wie können Kinder und Eltern damit umgehen, damit der Schmerz nicht das gesamte Leben bestimmt? Dabei stellen sich gerade die Eltern oftmals Fragen wie „Übersehe ich etwas Wesentliches?" oder „Wird eine schwerwiegende Erkrankung nicht erkannt?"

Bauchschmerzen sind im Kindes- und Jugendalter weit verbreitet. Episodische Bauchschmerzen kennt jedes Kind. Problematisch wird es, wenn die Bauchschmerzen mehrmals wöchentlich auftreten und das Kind in seinem Alltag einschränken. Die Abgrenzung zwischen akuten, wiederkehren-den und chronischen Schmerzen ist wesentlich für die Einleitung von Behandlungsmaßnahmen. Akute, remittierende und chronische Schmerzen werden hinsichtlich ihrer zeitlichen Dimension und Funktion voneinander abgegrenzt. *Akute Schmerzen* sind zeitlich begrenzt und gehen im Kindesalter häufig mit akuten Erkrankungen einher (Zernikow & Hechler, 2008). Akute Schmerzen können als Folge einer Verletzung, zum Beispiel einer Verbrennung, auftreten, wobei sie häufig im Sinne eines „Schadensfrühwarnsystems" dienen. Ebenso finden sich akute Schmerzen bei Infektionskrankheiten, schmerzhaften Eingriffen oder auch therapiebedingt wie bei Injektionen oder operativen Eingriffen (z. B. Marx, 2002). Demgegenüber spricht man von *chronischen Schmerzen*, wenn diese über mindestens sechs Monate andauern und auf langwierigen Grunderkrankungen, wie onkologischen Erkrankungen oder Muskeldystrophien, beruhen (Petermann, Wiedebusch, Kroll & Mühlig, 1996). *Remittierender Schmerz* hingegen tritt mit zyklischen Verläufen oder Komplikationen in wiederkehrenden Schmerzepisoden auf. Häufig wird in diesem Zusammenhang der Begriff „funktional" verwandt, da für die Schmerzen keine organische Ursache nachgewiesen werden kann. Ist die Ursache für den Schmerz jedoch nicht zu finden, nicht zu beseitigen oder besteht der Schmerz trotz der Beseitigung seiner Ursache fort, entsteht ein *chronisches Schmerzproblem*. Der Schmerz ist nun nicht mehr nur Zeichen für die Erkrankung, sondern die Erkrankung selbst.

In den letzten Jahren wird dem Thema chronische Bauchschmerzen (CBS) im Kindesalter immer mehr Aufmerksamkeit zuteil. Chronische Bauchschmerzen stellen ein ernst zunehmendes und behandlungsbedürftiges Problem dar. Zentral sind dabei die zahlreichen Folgebelastungen und langfristigen Einschränkungen, mit denen die betroffenen Kinder konfrontiert werden. Probleme in der Akzeptanz der ständig auftretenden Beschwerden sind häufig. In der Schule fallen die Kinder durch Fehlzeiten im Unterricht auf (Kaufman, Cromer, Daleiden, Zaron-Aqua, Aqua & Li, 1997). Oft wird den Betroffenen unterstellt, sie würden ihre Beschwerden eher als Ausrede zur Vermeidung unerwünschter Aufgaben schildern. Daher verschweigen einige Kinder ihre Schmerzen, aus Angst, nicht ernst genommen zu werden. Die Krankheitsakzeptanz und der Umgang mit der Erkrankung spielen eine zentrale Rolle für eine erfolgreiche Schmerzbewältigung. Eine frühzeitige Behandlung der Bauchschmerzen verhindert, dass sich komorbid weitere Beschwerden manifestieren.

Mit dem Bauchschmerztraining „Stopp den Schmerz mit Happy-Pingu" liegt ein evaluiertes Programm vor, das sowohl als Einzel- wie auch als Gruppentraining durchgeführt werden kann. Wesentliches Ziel des Programmes ist es, angemessene Bewältigungsstrategien im Umgang mit den Schmerzen zu vermitteln, um so die Schmerzen und die Einschränkungen der Betroffenen im Alltag zu minimieren.

Kapitel 2

Störungsbild

In der Forschung werden verschiedene Fachtermini wie idiopathische, rekurrierende und funktionelle Bauchschmerzen verwendet, um das Krankheitsbild der chronischen Bauchschmerzen (CBS) zu bezeichnen. Oftmals wird die Diagnose als sogenannte Ausschlussdiagnose gestellt, wenn andere Erkrankungen als Erklärung nicht in Frage kommen. Mittlerweile wurden jedoch in verschiedenen Klassifkationssystemen Kriterien definiert, die eine Diagnose von CBS über eine reine Ausschlussdiagnostik hinaus erlauben. Im folgenden Kapitel wird ausführlich auf die verschiedenen Klassifikationen eingegangen.

2.1 Klassifikation nach ICD-10 und Rome-III-Kriterien

Jahrzehntelang bestimmten die Kriterien von Apley und Naish (1958) Forschung und Praxis. Die Autoren beschrieben CBS als rezidivierende Bauchschmerzen mit einer Frequenz von mindestens drei Schmerzepisoden in drei Monaten. Hierbei wird ein Mindestalter der Person von drei Jahren festgelegt. Die Erkrankungsdauer beträgt wenigstens 12 Monate und die Schmerzen sind schwer genug, um die Alltagsaktivität der Kinder einzuschränken. Bei der Mehrzahl der Kinder sind die Schmerzen um den Bauchnabel lokalisiert. Für die Beschwerden liegt keine identifizierbare organische Ursache vor. Aus heutiger Sicht sind diese Kriterien zu unscharf formuliert und stellen vielmehr ein weites Spektrum von gastrointestinalen Symptomen dar, deren Konstellation individuell variieren kann.

Am häufigsten werden aktuell die Rome-III-Kriterien angewendet; in Deutschland zusätzlich die Kriterien nach ICD-10. Pädiatrische und gastroenterologische Fachgesellschaften haben Störungskriterien, die sogenannten Rome-III-Kriterien (1989–2006) als Leitlinien zur symptomorientierten Falldefinition und Klassifikation funktioneller abdomineller Schmerzen erstellt (Rasquin et al., 2006). Die Anwendung der Rome-III-Kriterien soll sicherstellen, eine homogene Gruppe gastrointestinaler Beschwerden ohne organische Ursache zu beschreiben und gleichzeitig

akute von chronischen Schmerzen diagnostisch voneinander abzugrenzen. Unterschieden werden fünf verschiedene gastrointestinale Beschwerdebilder, die mit funktionellen abdominellen Beschwerden und Schmerzen einhergehen: funktionelle Dyspepsie, Reizdarmsyndrom, abdominelle Migräne, kindlicher, funktioneller, abdomineller Schmerz sowie das kindliche, funktionelle, abdominelle Schmerzsyndrom. Gemeinsam ist allen gastrointestinalen Störungsbildern nach den Rome-III-Kriterien, dass sie für den Altersbereich von 4 bis 18 Jahren gelten und die beschriebenen Beschwerden mindestens einmal wöchentlich auftreten. Zudem beträgt die Erkrankungsdauer mindestens 2 Monate. Eine detaillierte Übersicht findet sich in Tabelle 2.

In der ICD-10 können chronische Bauchschmerzen entweder unter pädiatrischen bzw. internistischen Erkrankungen (Kapitel K für Darmerkrankungen), unter den psychischen Störungen (Kapitel F45 für somatoforme Störungen) oder als einzelnes, funktionelles Symptom (Kapitel R10 Bauch- und Beckenschmerzen) klassifiziert werden. Eine Möglichkeit CBS nach den ICD-10 Kriterien zu klassifizieren ist die „somatoforme autonome Funktionsstörung" (F45.31, F45.32), weswegen im Folgenden deren Kernmerkmale aufgeführt sind (vgl. Tabelle 1). Diese stimmen weitestgehend mit den Rome-III-Kriterien (H2d I) überein. Weitere Möglichkeiten der Klassifikation nach ICD-10 und Rome-III sind nachfolgend näher beschrieben.

Zunächst werden die funktionellen gastroenterologischen Störungsbilder (H2) nach den Rome-III-Kriterien und anschließend die entsprechenden ICD-10-Diagnoseschlüssel aus Tabelle 2 (s.o.) erläutert. Gerade die Angemessenheit der Diagnosekriterien im ICD-10 für die Phänomenologie der Störungen im Kindes- und Jugendalter wird bislang noch kritisch diskutiert (z. B. Noeker, 2008).

Bei der *funktionellen Dyspepsie („Reizmagen")* sind die Beschwerden im Oberbauch (Magen) lokalisiert und können durch Besiedlung mit dem Bakterium Helicobacter pylori ausgelöst werden.

Es handelt sich um einen persistierenden oder rekurrierenden Schmerz. Nach ICD-10 kann die *funktionelle Dyspepsie* unter F45.31 (somatoforme autonome Funktionsstörung des oberen Gastrointestinaltraktes) klassifiziert werden. Hierbei müssen subjektive Gefühle des Brennens, Drückens, Stechens im Ober- bzw. Unterbauch in Kombination mit einer vegetativen Begleiterscheinung auftreten. Obwohl die Patienten häufig psychische Belastungen sowie aktuelle Probleme schildern, fließt das psychosoziale Belastungsniveau nicht in den Kriterienkatalog ein. Die Diagnose wird vergeben, wenn folgende Kriterien erfüllt sind: die Überzeugung, eine körperliche Erkrankung im Gastrointestinaltrakt zu haben, begleitende (vegetative) Symptome sowie der Ausschluss einer organischen Ursache der Beschwerden. Des Weiteren zeigen die Symptome keinen Zusammenhang zu einer phobischen (F40.0 bis F40.9) oder einer Panikstörung (F41.0). Zudem kann die funktionelle Dyspepsie als ein Symptom im Rahmen von Bauch- und Beckenschmerzen (Abschnitt R10) kodiert werden. Die Ziffer R10.1 bezeichnet Schmerzen im Bereich des Oberbauches (inklusive Schmerzen im Epigastrium).

Tabelle 1: Diagnostische Kriterien der somatoformen autonomen Funktionsstörung (F45.3) nach ICD-10 (aus: Remschmidt, Schmidt & Poustka, 2009, S. 215 ff.)

A.	Symptome der autonomen (vegetativen) Erregung, welche von Patienten als körperliche Krankheit interpretiert werden, in einem oder mehreren der folgenden Systeme oder Organe: Herz und kardiovaskuläres System, oberer Gastrointestinaltrakt (Ösophagus und Magen), unterer Gastrointestinaltrakt, respiratorisches System, Urogenitalsystem.
B.	Das Vorhandensein von zwei oder mehr der folgenden Symptome: 1. Palpitationen 2. Schweißausbrüche (heiß oder kalt) 3. Mundtrockenheit 4. Hitzewallungen oder Erröten 5. Druckgefühl im Epigastrium, Kribbeln oder Unruhe im Bauch
C.	Eines oder mehr der folgenden Symptome: 1. Brustschmerzen oder Druckgefühl in der Herzgegend 2. Dyspnoe oder Hyperventilation 3. Außergewöhnliche Ermüdbarkeit bei leichter Anstrengung 4. Aerophagie, Singultus oder brennendes Gefühl im Brustkorb oder im Epigastrium 5. Bericht über häufigen Stuhlgang 6. Erhöhte Miktionsfrequenz oder Dysurie 7. Gefühl der Überblähung oder Völlegefühl
D.	Kein Nachweis über Störung oder Funktion der Organe oder Systeme, über die die Patienten klagen.
E.	Die Symptome treten nicht ausschließlich in Zusammenhang mit einer phobischen (F40.0–F40.9) oder einer Panikstörung (F41.0) auf.
	Mit der fünften Stelle werden die verschiedenen Störungen dieser Gruppe durch die Angabe des Organs oder Organsystems, welches von den Patienten als Ursprung ihrer Symptome angesehen wird, näher gekennzeichnet.
F45.31	Oberer Gastrointestinaltrakt – dazugehörige Begriffe: psychogene Aerophagie/psychogener Singultus/Dyspepsie/Pylorospasmus/Magenneurose
F45.32	Unterer Gastrointestinaltrakt – dazugehörige Begriffe: psychogene Flatulenz/psychogenes Colon Irritabile/psychogene Diarrhoe

Tabelle 2: Klassifikation und Kriterien CBS im Kindes- und Jugendalter nach Rome-III (2006) und ICD-10

Kriterium	H2a. funktionelle Dyspepsie	H2b. Reizdarmsyndrom	H2c. abdominelle Migräne	H2d. kindlicher, funktioneller, abdomineller Schmerz	H2d I. kindliches, funktionelles, abdominelles Schmerzsyndrom
Symptomatik	– anhaltender oder rezidivierender Schmerz oder Unwohlsein	– Unwohlsein oder Schmerz	– anfallsartige Episoden intensiven Schmerzes – Dauer: mind. 1 Stunde – symptomfreie Intervalle über Wochen bis Monate	– episodischer oder kontinuierlicher abdomineller Schmerz	– episodischer oder kontinuierlicher abdomineller Schmerz (H2d)
Lokalisation	– Magen, oberhalb des Bauchnabels	– nicht spezifiziert, Ober- oder Unterbauch möglich	– Bauchnabelregion	– nicht spezifiziert, Ober- oder Unterbauch möglich	– nicht spezifiziert, Ober- oder Unterbauch möglich
Zeitkriterium	– mind. 1-mal pro Woche – seit mind. 2 Monaten	– mind. 1-mal pro Woche – seit mind. 2 Monaten	– mind. 2 Episoden in den letzten 12 Monaten	– mind. 1-mal pro Woche – seit mind. 2 Monaten	– mind. 1-mal pro Woche – seit mind. 2 Monaten
Assoziierte Merkmale für die Diagnose		*mind. 2 der folgenden Merkmale:* – Erleichterung mit Stuhlgang – Beginn assoziiert mit Veränderung in Häufigkeit des Stuhlgangs – Beginn assoziiert mit einer Veränderung der Stuhlkonsistenz	*mind. 2 der folgenden Merkmale:* – Appetitlosigkeit – Übelkeit – Erbrechen – Kopfschmerz – Lichtempfindlichkeit – Blässe im Gesicht		*mind. 1 der folgenden Merkmale:* – Einbußen in der Funktionsfähigkeit im Alltag – zusätzliche körperliche Beschwerden wie Kopfschmerz, Gliederschmerz oder Schlafstörungen
Ausschluss von	– Reizdarmsyndrom (H2 b)			– andere funktionelle, gastrointestinale Störung (H2)	
ICD-10 Diagnose	F45.31	F45.31, F45.32 K58.0 K58.9	G43.82	R10.1 R10.3	F45.31, F45.32 R10.1 R10.3

Das *Reizdarmsyndrom ("Colon irritabile")* geht mit Symptomen wie Stuhlunregelmäßigkeiten (Diarrhoe) oder Blähungen einher und steht häufig in Verbindung mit Übelkeit, Erbrechen oder Schluckstörungen bei konstantem Körpergewicht (Hyams, 1995). Vor allem bei Mädchen besteht ein erhöhtes Risiko, dass ein zunächst isoliert auftretender Bauchschmerz später in ein Reizdarmsyndrom übergeht (Walker, Guite, Duke, Barnard & Greene, 1998). Im Jugendalter nimmt die Prävalenz des Reizdarmsyndroms zu. In der ICD-10 wird das Reizdarmsyndrom im Kapitel K (Krankheiten des Verdauungssystems) klassifiziert (K58.0 bezeichnet das Reizdarmsyndrom mit Diarrhoe; K58.9 ohne Diarrhoe). Dazugehörige Begriffe sind zum Beispiel Irritables Kolon oder auch Reizkolon.

Die *abdominelle Migräne* ist durch anfallsartige Episoden gekennzeichnet und geht mit starken, akuten periumbilikalen (im Bereich des Bauchnabels lokalisierten) Schmerzen einher. Die Dauer einer Schmerzepisode variiert von Stunden bis zu Tagen. Beschwerdefreie Intervalle können Wochen bis Monate andauern. Der Schmerz tritt mit mindestens zwei der folgenden Merkmale auf: Appetitlosigkeit, Übelkeit, Erbrechen, Kopfschmerz, Lichtempfindlichkeit oder Blässe im Gesicht. Die abdominelle Migräne führt zu Einschränkungen der Alltagsaktivitäten. Analog zur klassischen Migräne spielen individuelle Triggerfaktoren für die Krankheitsentstehung eine Rolle (Noeker, 2008).

Zur Klassifikation des *rekurrierenden Bauchschmerzes* werden nach Rome-III-Kriterien zwei Störungsentitäten unterschieden: der isoliert auftretende abdominelle funktionelle Schmerz, dessen wesentliches Kennzeichen ein episodischer oder andauernder abdomineller Schmerz ist, sowie das abdominelle funktionelle Schmerzsyndrom. Letzteres ist zusätzlich mit stärkeren Funktionseinschränkungen im Alltag sowie weiteren körperlichen Beschwerden assoziiert. Beide Störungsbilder können nach ICD-10 unter den somatoformen autonomen Funktionsstörungen des unteren Gastrointestinaltraktes (F45.32) oder im Kapitel R1 (R10.3, Schmerzen mit Lokalisation in anderen Teilen des Unterbauchs) kodiert werden.

Die Gemeinsamkeit zwischen den beschriebenen funktionellen gastrointestinalen Störungen besteht darin, dass die Beschwerden nicht durch entzündliche, anatomische, metabolische oder neoplastische Prozesse, erklärt werden können. Zur diagnostischen Absicherung ist es daher notwendig, dass von ärztlicher Seite eine organische Ursache ausgeschlossen wurde.

2.2 Epidemiologie und Verlauf

Schmerzen sind im Kindes- und Jugendalter weit verbreitet. Häufige Schmerzsyndrome sind dabei Kopf- sowie Bauchschmerzen (Ellert, Neuhauser & Roth-Isigkeit, 2007; Roth-Isigkeit, Raspe, Stöven, Thyen & Schmucker, 2003). Die Schätzungen für die Prävalenz von CBS im Kindes- und Jugendalter schwanken je nach Klassifikationskriterien stark. In einer Metaanalyse mit 14 einbezogenen Untersuchungen im Zeitraum von 1957 und 2004 wurden Prävalenzraten von 0,3 bis 19 % berichtet (Chitkara, Rawat & Talley, 2005). Problematisch hierbei ist, dass den Studien sowohl unterschiedliche Stichprobengrößen als auch unterschiedliche Altersgruppen zugrunde liegen. Legt man die Stichprobengröße als Kriterium für eine Aussage zugrunde ($N > 1.000$), beträgt die Prävalenzrate aller Kinder mit CBS im Alter von 2 bis 17 Jahren zwischen 0,3 % (Groholt, Stigum, Nordhagen & Kohler, 2003) und 8,0 % (Petersen, Bergstromm & Brulin, 2003). Am häufigsten treten CBS bei Kindern im Alter zwischen 7 und 12 Jahren auf (Groholt, et al., 2003) und betreffen mehr Mädchen als Jungen (Alfvén, 1993). CBS gilt als bedeutsamer Risikofaktor für die Entstehung und Aufrechterhaltung weiterer Schmerzsyndrome und psychischer Störungen im Kindes- und Jugendalter (Campo et al., 2004; Walker et al., 1998). Darüber hinaus zählen CBS zu den häufigsten Anlässen für Ärztekonsultationen in der pädiatrischen Praxis (Konijnenberg, Uiterwaal, Kimpen, van der Hoeven, Buitelaar & de Graeff-Meeder, 2005; Plunkett & Beattie, 2005).

2.3 Ätiologie

Gerade die ungeklärte Ätiologie der CBS wird von den Betroffenen und deren Angehörigen als belastend erlebt. Oftmals erfahren die Kinder und deren Eltern von verschiedenen Ärzten, dass „nichts gefunden werden konnte, das die Beschwerden erklärt" und damit der Vorwurf, dass letztendlich der Schmerz psychogen verursacht oder simuliert wurde. Dies kann zu Unsicherheit und Hilflosigkeit bei den Kindern, vor allem aber auch bei den Eltern führen. Es gibt nicht *den* or-

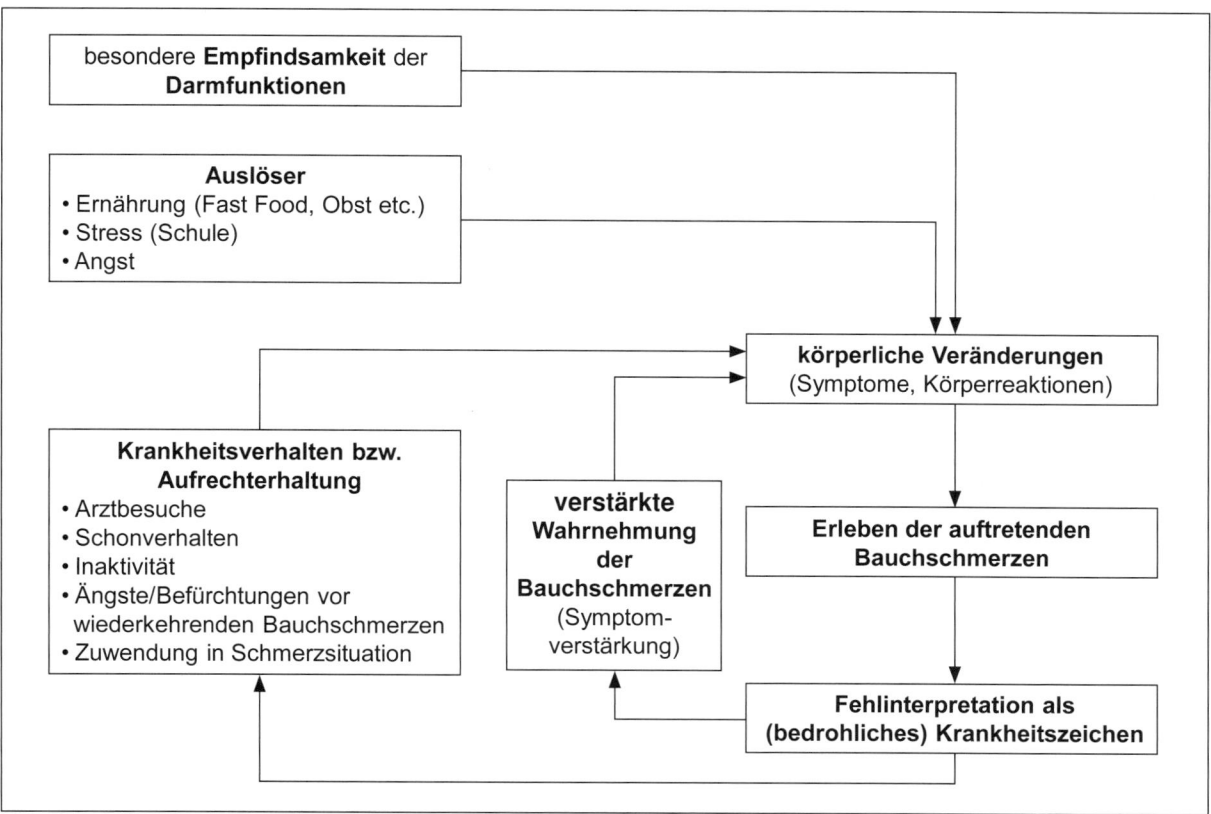

Abbildung 1: Schmerzmodell (adaptiert nach Rief & Hiller, 1998)

ganischen Befund oder *den* Auslösefaktor, wie man sich die Schmerzsymptomatik erklären kann. Diskutiert werden jedoch in einem multifaktoriellen Vulnerabilitätsmodell zahlreiche Auslöser und aufrechterhaltende Faktoren, welche auf der Basis einer besonderen Prädisposition im Darmbereich („Darmempfindlichkeit") in einem komplexen psychosozialen Zusammenspiel die Symptomatik erklären können (vgl. Abbildung 1).

Empfindsamkeit der Darmfunktion

Es sollte bei der Aufklärung über das Störungsbild einerseits vermittelt werden, dass die Schmerzen auf einer Intensivierung normaler, gesunder Darmfunktion beruhen und andererseits die Darmfunktion verstärkt wahrgenommen wird (Noeker, 2008). Hinzu kommt, dass Studien gezeigt haben, dass viele Familienmitglieder von Betroffenen (z.B. Eltern oder Geschwister) ähnliche Symptome berichten (Pace et al., 2006; Youseff, Murphy, Langseder & Rosh, 2006). Darüber hinaus gibt es Hinweise auf ein Schmerzgedächtnis (Zimmermann, 2007): Dabei tragen wiederholte Schmerzreize (z.B. durch Entzündungen) zu einer Änderung synaptischer Übertragungsvorgänge bei; das Sys-

tem der Schmerzverarbeitung beeinflusst und ändert sich. Die Aktivierung erfolgt dadurch nicht mehr durch hochschwellige, sondern durch niedrigschwellige Nozizeptoren (Schmerzwahrnehmung). Die Folge ist eine Umstrukturierung des Zentralnervensystems. Klinische Ausdrucksformen für die eben beschriebene Entstehung eines Schmerzgedächtnisses sind beispielsweise die Hyperalgesie und die Allodynie. Allodynie bedeutet dabei, dass ein nicht schmerzhafter Reiz am sensibilisierten Nozizeptor Schmerz auslöst. Unter Hyperalgesie versteht man, dass der Schmerzreiz verstärkt wahrgenommen wird.

Einflussfaktoren

Die Darmfunktionen werden von einer Reihe von Faktoren beeinflusst, v.a. Stress, Angst oder Ernährung (vgl. Abbildung 1). Darüber hinaus kann auch die elterliche Zuwendung in der Schmerzsituation eine entscheidende Rolle spielen. In Studien wurde immer wieder ein Zusammenhang zwischen Stress und dem Auftreten von Bauchschmerzen gefunden (z.B. Scharff, 1997; Venepalli, Van Tilburg & Whitehead, 2006; Walker, Garber & Greene, 1993). Dabei kann der Stress als

Auslöser einer Schmerzepisode (Alvfén, 1993) fungieren und/oder als Folge einer misslungenen Schmerzbewältigung auftreten und dadurch einen sich selbst perpetuierenden Teufelskreis bedingen. Generell scheint das Stressniveau von Kindern mit CBS höher zu sein als bei Kindern ohne CBS. So berichten Kinder mit CBS vermehrt von Stresserlebnissen in ihrem Alltag (Venepalli et al., 2006) wie zum Beispiel in der Schule (Hjern, Alfvén & Östberg, 2008; Walker, Smith, Garber, van Slyke & Claar, 2001) sowie zu Hause (Walker et al., 2001). Bei chronischen Erkrankungen ist immer auch daran zu denken, dass die Erkrankung per se und die damit verbundenen Belastungen einen zusätzlichen Stressfaktor darstellen (Warschburger, 2000). Das gehäufte Auftreten von Stresserlebnissen ist langfristig entscheidend an der Aufrechterhaltung der Schmerzproblematik beteiligt. Vermehrter Stress führt dazu, dass Schmerzen intensiver wahrgenommen werden (Walker, Smith, Garber & Claar, 2007). Hinzu kommt, dass Kinder mit CBS schlechter in der Lage sind, Schmerzen zu tolerieren (Dufton et al., 2008). Studien verweisen zudem auf erhöhte Angst- und Depressionswerte von Kindern mit CBS im Vergleich zu gesunden Kindern (Dorn et al., 2003; Walker, Garber & Greene, 1993). Insbesondere depressive Auffälligkeiten und Schmerzsymptome sagen dabei die oftmals auftretenden Funktionseinschränkungen des Kindes vorher (z. B. Wendland, Jackson & Stokes, 2010). Zusätzlich stellen psychische Auffälligkeiten im Sinne von Angst und Depression einen Risikofaktor für eine ungünstige Langzeitentwicklung der funktionellen körperlichen Symptomatik bei Kindern mit CBS dar (Mulvaney, Lambert, Garber & Walker, 2006). Generell ist darauf zu achten, dass sich die Kinder interindividuell sehr stark unterscheiden und nicht jeder potenzielle Auslöser bei jedem Kind relevant ist.

Krankheitsverhalten

Insgesamt deuten die Befunde auf einen vermehrten sozialen Rückzug der Kinder mit CBS hin. So berichten Roth-Isigkeit, Thyen, Stöven, Schwarzenberger und Schmucker (2005) Beeinträchtigungen im Alltag wie eine geringere Beteiligung an sportlichen Aktivitäten oder an sozialen Kontakten wie Freunde treffen. Darüber hinaus sind häufigere Schulfehlzeiten wegen der Schmerzen oder zahlreicher Arztbesuche zu verzeichnen (Kaufman et al., 1997). Dieses vermehrte Schonverhal-

ten kann seinerseits dazu beitragen, dass es zu einer erhöhten Fokussierung in Folge einer gesteigerten Aufmerksamkeit (Noeker, 2008) auf die Schmerzen kommt.

Krankheitsbewältigung

Kognitive Bewertungs- und Einschätzungsprozesse tragen entscheidend zur Aufrechterhaltung chronischer Schmerzen bei, indem sie das Schmerzerleben und den Umgang mit Schmerzen beeinflussen (Venepalli et al., 2006). Dabei werden vor allem die katastrophisierenden Schmerzgedanken („Ich kann das nicht."; „Das wird immer schlimmer.") als zentral angesehen. Diese sind nach Noeker (2008) Ausdruck einer dysfunktionalen Schmerzverarbeitung, tragen zu einer weiteren Fokussierung auf das Schmerzgeschehen bei und gehen mit psychopathologischen Symptomen einher (Compas, Connor-Smith, Saltzman, Thomsen & Wadsworth, 2001; Seiffge-Krenke & Stemmler, 2003).

Kinder mit CBS schätzen ihre Copingfähigkeiten geringer ein als gesunde Kinder und bevorzugen eher passive Copingstrategien (z. B. Katastrophisieren; Walker et al., 2007). Der Vermittlung von adaptiven Copingstrategien kommt daher in der Schmerztherapie eine zentrale Rolle zu. Eccleston, Morley, Williams, Yorke und Mastroyannopoulou (2002) zeigten in ihrer Metaanalyse zur kognitiv-behavioralen Therapie chronischer Schmerzen, dass die Vermittlung adaptiver Copingstrategien (z. B. Selbstaufmunterung) bedeutsam für eine erfolgreiche Behandlung der chronischen Schmerzen ist. Insbesondere passive Ablenkungstechniken können zu einer Verschlimmerung des Schmerzes sowie zu stärkeren schmerzbezogenen Beeinträchtigungen führen (Egle & Derra, 2002). Deswegen muss dieser Teufelskreislauf frühzeitig unterbrochen werden. Bei einigen Kindern kann die verstärkte Aufmerksamkeit auf die Bauchschmerzen zu einer anhaltenden gedanklichen Rumination über eine potenzielle Gesundheitsgefährdung führen (Noeker, 2008). So können akute Schmerzen als bedrohliches Krankheitszeichen fehlinterpretiert werden (Walker & Greene, 1991). Vor allem hohe Bedrohungseinschätzungen der Schmerzen sind mit negativen Verlaufsergebnissen bei Kindern mit chronischen Schmerzen assoziiert (z. B. Claar, Baber, Simons, Logan & Walker, 2008; Langer, Romano, Levy, Walker & Whitehead, 2009).

Rolle der Eltern

Die Eltern spielen eine wesentliche Rolle im Umgang mit den Schmerzen. Zahlreiche Reaktionen von Eltern (wie „Ich befreie mein Kind dann von der Schule."; „Ich erlaube Dinge, die sonst verboten sind."; „Wir beide machen es uns heute gemütlich.") verhindern eine erfolgreiche Schmerzbewältigung seitens der Kinder. Die verstärkte Zuwendung in der Schmerzsituation verstärkt langfristig die Schmerzsymptomatik (Prinzip der positiven Verstärkung). Das schmerzkontingente Verstärkungsverhalten der sozialen Umgebung kann dazu führen, dass das Kind stärker auf die körperlichen Symptome fokussiert und im nächsten Schritt auch Schmerzen eher wahrnimmt (erhöhte subjektive Schmerzwahrnehmung). Desweiteren müssen Prozesse des Modelllernens berücksichtigt werden, da Untersuchungen gezeigt haben, dass chronische Schmerzen wie Kopf- oder Bauchschmerzen familiär gehäuft auftreten (Pace et al., 2006; Youssef et al., 2006). Viele Untersuchungen konnten zeigen, dass ein Kind von seinen Eltern den Umgang mit Schmerzen erlernen kann (z. B. Hotopf, Carr, Mayou, Wadsworth & Wessely, 1998; Walker & Greene, 1989). Hat ein Elternteil häufige oder sehr starke Schmerzen, bestimmen seine Reaktionen in hohem Maße, wie das Kind später mit Schmerzen umgehen wird. Elternaufklärung ist somit ein wesentlicher Aspekt in der therapeutischen Arbeit mit Kindern, die unter CBS leiden.

Zusammenfassend lässt sich festhalten, dass psychosoziale Aspekte wie das eigene Stresserleben des Kindes, der eigene Umgang wie auch der sozialen Umgebung mit den Schmerzen entscheidenden Einfluss auf die Wahrnehmung und -verarbeitung von Schmerzen nehmen. Trotz der gefundenen Auffälligkeiten im Schmerzerleben oder den Bewältigungsstrategien von Kindern und deren Eltern ist jedoch immer darauf zu achten, dass stets individuell unterschiedliche Konstellationen vorliegen und diese interindividuellen Unterschiede in der therapeutischen Arbeit unbedingt berücksichtigt werden müssen.

Kapitel 3

Diagnostik von CBS im Kindes- und Jugendalter

Wie bereits erwähnt sind Bauchschmerzen im Kindesalter nicht nur sehr häufig, sondern können auch vielfältige Ursachen haben. Die Aufgabe der umfassenden medizinischen Diagnostik ist in erster Linie CBS von Bauchschmerzen mit organischen Ursachen zu unterscheiden. Die psychosoziale Diagnostik soll Hinweise auf auslösende und aufrechterhaltende Bedingungen liefern. Anhand eines kurzen Fallbeispiels soll die Symptomatik nochmals verdeutlicht werden.

Fallbeispiel: Elisa

Elisa ist 10;2 Jahre alt und geht in die 5. Klasse der Grundschule. Seit etwa zwei Jahren klagt Elisa über plötzlich auftretende, „sich einschießende" Bauchschmerzen, welche von ihr als „tief drin und drückend" beschrieben werden. Etwa 1- bis 2-mal wöchentlich erlebt Elisa eine solche Bauchschmerzepisode, die dann in der Regel 60 bis 90 Minuten andauert. Bei Elisa wurde in der 4. Klasse eine Rechenstörung (F81.2 nach ICD-10) diagnostiziert, unter der Elisa sehr leidet. Nach Angaben der Mutter klagt Elisa besonders an jenen Tagen über Bauchschmerzen, an denen der Mathematikunterricht stattfindet. Dies setzt sich fort in den Hausaufgabensituationen, wo es gerade bezogen auf das Fach Mathematik zu Konflikten zwischen Mutter und Tochter kommt. Die Schwierigkeiten und Beeinträchtigungen durch die Rechenstörung weiten sich zunehmend auch auf andere schulische Bereiche aus.

Elisas Bauchschmerzen stehen häufig in Zusammenhang mit schulischem Stress in Form von Klassenarbeiten, empfundenem ungerechten Lehrerverhalten sowie einer lauten Lernumgebung. Zudem berichtet Elisa über viele belastende Konflikte mit Freunden und Klassenkameraden im Vorfeld einer Bauchschmerzepisode. Ebenso treten Bauchschmerzen auf, wenn Elisa sich alleine fühlt und traurig ist. Hat sie Bauchschmerzen, wünscht sich Elisa vor allem zuhause zu sein und sich in die Kuschelecke legen zu dürfen. Sie sehe dann oft fern oder lese ein Buch. Elisa versucht sich bei Bauchschmerzen selbstständig abzulenken und an schöne Dinge zu denken, wobei die Eltern sie unterstützen. Außerdem versuchen die Eltern es einzurichten, dass Elisa in der Schmerzsituation nicht alleine ist, damit sie sie trösten und beruhigen können. Klagt Elisa am Morgen über Bauchschmerzen, darf sie der Schule fern bleiben, und auch die Mutter geht dann nicht zur Arbeit. Die Eltern machen sich große Sorgen bezogen auf die Bauchschmerzen von Elisa. Die Mutter gibt an, ebenfalls Beschwerden im Magen-Darm Bereich zu haben. Eine organische Ursache für die auftretenden Bauchschmerzen bei Elisa wurde sowohl vom Kinderarzt als auch vom Kindergastroenterologen ausgeschlossen. Hierzu liegen die Ergebnisse eines H_2-Atemtests sowie einer Ultraschall- und MRT-Untersuchung vor. Ihre Blutwerte sind normal und zeigen keine erhöhten Entzündungswerte an.

3.1 Ablaufplan und Flussdiagramm

Im Folgenden ist der ideale Ablauf der Diagnostik als Flussdiagramm dargestellt. Unsere Erfahrung hat gezeigt, dass die Einhaltung dieses Ablaufs ein sinnvolles und gleichzeitig ökonomisches Vorgehen ist. Die Kooperation zwischen Trainer/Psychologe und Arzt ist wesentlich, um eine gesicherte Diagnose stellen zu können.

3.2 Indikation und Kontraindikation

Kinder, die die folgenden Kriterien erfüllen, können am Training teilnehmen:
- Chronische Bauchschmerzen nach Rome-III bzw. ICD-10 (v. a. Zusammenarbeit mit dem Kinderarzt und/oder Kindergastroenterologen zum Ausschluss einer organischen Ursache).
- Alter: 7 bis 12 Jahre.

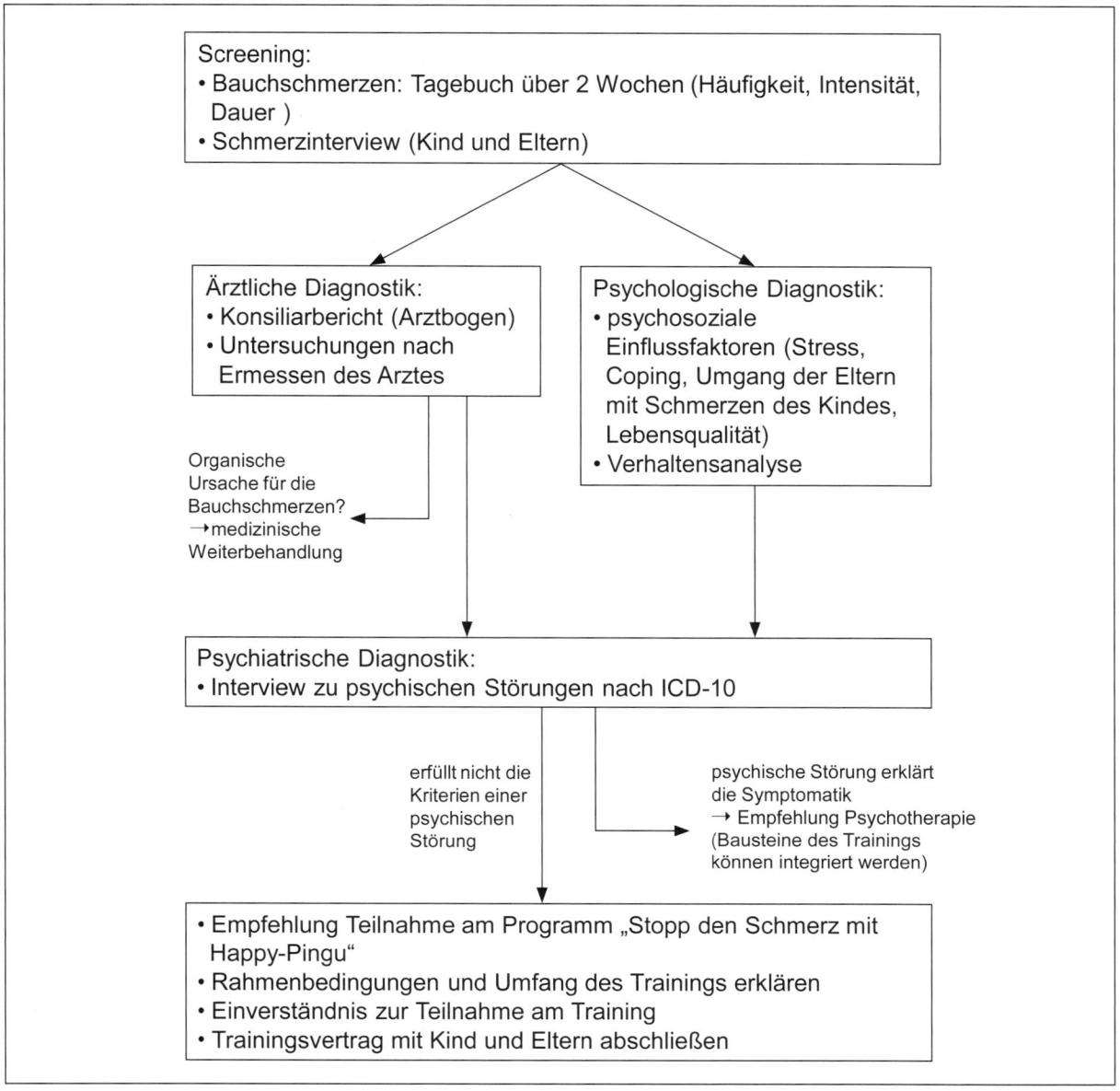

Abbildung 2: Ablauf der Diagnostik

- Ausreichende Kenntnisse der deutschen Sprache.
- Ausreichende kognitive Fähigkeiten, um den Inhalten des Trainings zu folgen (→ kann auch als Kriterium für die Entscheidung Einzel- vs. Gruppentraining relevant sein).
- Ausschluss einer psychischen Störung, die die Symptomatik besser erklären kann bzw. bezogen auf den Leidensdruck im Vordergrund steht, z.B. affektive Störung oder stark ausgeprägte Angststörung (→ kann auch als Kriterium für die Entscheidung Einzel- oder Gruppentraining genutzt werden (hier vor allem ADHS)).

- Gruppenfähigkeit (→ nur als Kriterium für die Entscheidung Einzel- oder Gruppentraining relevant).

Wie aus der Auflistung bereits hervorgeht sind einige der Kriterien (wie z.B. psychische Störung) keine absoluten Ausschlusskriterien, sondern es muss sorgfältig in Kooperation mit Kindern und Eltern überlegt werden, ob eine Behandlung der chronischen Bauchschmerzen als erste Intervention sinnvoll ist oder inwieweit diese in anderweitige Behandlungskonzepte integriert werden kann. Bei Auffälligkeiten aus dem externalisierenden Störungsbereich (wie Aggression oder Hyperaktivität) steht vor allem die Frage nach der Gruppenfähigkeit im Vordergrund und ob nicht ein Einzeltraining eher indiziert ist. Als wesentliches Ausschlusskriterium gelten Bauchschmerzen mit organischen Ursachen, da in diesem Fall vor allem die psychoedukativen Inhalte angepasst werden müssten. Es liegen noch keine Erfahrung mit der Vermittlung der Schmerzbewältigungsstrategien für diese Gruppe vor; allerdings ist davon auszugehen, dass diese hilfreich sein könnten.

3.3 Ärztliche Diagnostik

Zur Abklärung gastrointestinaler Schmerzen sollten je nach Bedarf unterschiedliche Fachrichtungen miteinbezogen werden: allgemeinmedizinische, kinderärztliche Praxen oder im Krankenhaus die pädiatrische, internistische, chirurgische, psychiatrische oder psychosomatische Abteilung. Eine gründliche Diagnostik durch den Kinderarzt und/oder Kindergastroenterologen sollte dabei im Vordergrund stehen, da chronische Bauchschmerzen als Symptom unterschiedlichster organischer Grunderkrankungen auftreten können: Refluxösophagitis, Gastritis, chronisch-entzündlichen Darmerkrankungen, Nierenerkrankungen, rezidivierender Pankreatitis und Befall mit Parasiten. Auch Systemerkrankungen außerhalb des Gastrointestinaltraktes können sich als Bauchschmerzen präsentieren, wie Erkrankungen der Milz, der Niere, der Lunge oder der Harnwege.

Die sogenannten „red flags" als relevante Warnzeichen für das Vorliegen einer organischen Ursache müssen dabei besonders berücksichtigt

„Red flags"
• Die Bauchschmerzen sind über einen längeren Zeitraum sehr stark
• Nächtliches Aufwachen infolge der Bauchschmerzen
• Schmerzort vom Nabel entfernt
• Veränderung des Stuhlganges (z. B. Durchfall, Verstopfung)
• Schmerzen, die in den Rücken, die Schultern oder die unteren Gliedmaßen ausstrahlen
• Blut im Stuhl
• Fieber
• Gewichtsverlust

werden (Berger & Damschen, 2000) und zu einer weitergehenden Diagnostik führen (vgl. Kasten).

Im Zuge der pädiatrischen Differenzialdiagnose können nach Ermessen des behandelnden Arztes aufwändige Laboruntersuchungen stattfinden (Blutbild, c-reaktives Protein, Urinstatus, Leberenzyme, Kreatin, Elektrolyte und Lipase). Weitere medizintechnische Abklärungen können indiziert sein (mittels Sonographie, pH-Metrie, Endoskopie mit Probeentnahmen, Computertomographie, Magnetresonanztomographie). An spezieller Labordiagnostik sind gegebenenfalls Atemtests, Harnstofftests, bakteriologische und virologische Stuhluntersuchungen, parasitäre Stuhluntersuchung sowie Pankreas-Elastase im Stuhl durchzuführen.

Zusammenfassend ist darauf hinzuweisen, dass der Umfang der Differenzialdiagnostik sich an verschiedenen Informationsquellen (z. B. Warnhinweise aus Fremd-/Eigenanamnese) orientieren sollte und dabei stets von der Entscheidung des Arztes abhängt. Eine enge Zusammenarbeit des Trainers mit dem behandelnden Kinder- bzw. Facharzt ist demzufolge notwendig. Unsere Erfahrung hat gezeigt, dass viele Kinder bereits eine solche Ausschlussdiagnostik bei der ersten Vorstellung hinter sich haben. Mit Hilfe eines Konsiliarberichtes können die Ergebnisse der ärztlichen Diagnostik erfasst werden (vgl. Material D 1). Liegt eine Fructosemalabsorption oder Laktoseintoleranz vor, ist abzuklären, ob dies die Beschwerden umfassend erklären kann oder ob die Schmerzen zum Beispiel auch zeitlich unabhängig von der Nahrungszufuhr von Frucht- oder Milchzucker auftreten. Als absolute Kontraindikation halten wir dies nicht für sinnvoll, da auch diese Kinder lernen müssen, mit ihren chronischen, wiederkehrenden Schmerzen umzugehen.

3.4 Psychosoziale Diagnostik und Erstgespräch

Im Folgenden wird verdeutlicht, welche diagnostischen Prozesse und Verfahren bei Kindern zur Abklärung des Störungsbildes im Rahmen von probatorischen Sitzungen oder einem Erstgespräch eingesetzt werden sollten, um einen umfassenden Überblick zur Schmerzproblematik zu erhalten. Hierfür sind verschiedene Methoden und Informationsquellen zu berücksichtigen. Im Vordergrund steht eine ausführliche Schmerzdiagnostik. Die Diagnostik erfolgt im Rahmen der Erstgespräche und beinhaltet daher auch die Aufklärung über das Training sowie das Abschließen eines Vertrages zur Trainingsteilnahme zwischen Kind und Eltern.

Schmerzen

Schmerzanamnese: Schmerz ist ein subjektives Phänomen, so dass es für Diagnostik und Therapieplanung entscheidend ist sowohl eine Eigen- als auch eine Fremdanamnese zu erheben. Ausführliche Schmerzinterviews liegen (z. B. Zernikow, 2001) sowohl für Kinder als auch für Eltern vor. Dabei unterscheiden sich oft die Inhalte zwischen Kind und Eltern: Während die Kinder vor allem zu ihren Schmerzen, den Auslösern und ihrem aktuellen Umgang mit den Schmerzen befragt werden, werden von den Eltern auch relevante Hintergrundinformationen wie die Häufigkeit der Arztbesuche, Medikamenteneinnahme und die Rolle der Schmerzen in der gesamten Familie erfragt. Ziel der Interviews ist, charakteristische Schmerzverhaltensweisen zu erfassen, auf die in der Therapie eingegangen werden kann. Hierzu gehört auch, welche spezifischen Gewohnheiten die Familie des Kindes im Umgang mit Schmerzen hat.

Tagebuch zur Diagnostik: Ausführliche Tagebücher haben sich in der Schmerzdiagnostik sehr bewährt. Die Selbstbeobachtung hat den Vorteil, dass die Hilflosigkeit der Kinder reduziert wird und bereits erste positive Veränderungen bemerkt werden können. Zudem ist eine rückblickende Beschreibung der Symptomatik oft fehlerbehaftet und fällt vielen Kindern schwer. Die Kinder sollen möglichst im Vorfeld der Intervention über mindestens zwei Wochen ein sogenanntes „Wochenblatt" zur Häufigkeit, Intensität und Dauer der Bauchschmerzen führen (vgl. Material D 2).

Ziel dabei ist, dass sowohl die Betroffenen selbst als auch der Trainer ein genaueres Bild über die Problematik erhalten. Gleichzeitig dienen die Tagebuchaufzeichnungen auch als Baseline für die Evaluation. Im Folgenden wird ein Beispiel aufgeführt (vgl. Abbildung 3): Auf dem Bogen wird zunächst der Wochentag notiert. In diesem Beispiel traten die Bauchschmerzen zweimal am Mittwoch auf: von 8.30 Uhr bis 9.00 Uhr und von 15.00 bis 16.00 Uhr (jeweils dunkel markiert). Darüber hinaus wird auf dem Wochenblatt die Stärke der Schmerzen („Wie stark waren deine Schmerzen heute?") eingetragen. Die Schmerzen waren mittelstark.

Wesentlich bei der Einführung des Tagebuches (Wochenblatt) ist, dass der Trainer den Zweck des Ausfüllens ausführlich erklärt und mit dem Kind gemeinsam die einzelnen Fragen des Wochenblattes durchspricht – am besten sollte dies exemplarisch für den ersten Tag geschehen. Dies dient nicht nur der Motivation der Kinder, um diese Aufgabe dann auch regelmäßig umzusetzen, sondern so können auch eventuelle Verständnisfragen sofort beantwortet und Fehler in der Bearbeitung reduziert werden. Bereits Kinder im Grundschulalter können valide Auskünfte über ihre Schmerzen geben, so dass diese Aufgabe auch an das Kind delegiert werden sollte. Zusätzlich kann das Kind von seinen Eltern beim Ausfüllen unterstützt werden, wenn es mit der Aufgabe überfordert ist. Generell sollte jedoch im Sinne des Aufbaus von Selbstmanagementfertigkeiten des Kindes die selbstständige Bearbeitung unterstützt werden. Das Wochenblatt wird i. d. R. von den Kindern bei entsprechender Instruktion und regelmäßiger Besprechung sehr gewissenhaft ausgefüllt. In seltenen Fällen kann es durch das Protokollieren zu einer Verstärkung der Schmerzen (z. B. aufgrund einer erhöhten Selbstaufmerksamkeit) kommen. Ein solcher Effekt sollte mit

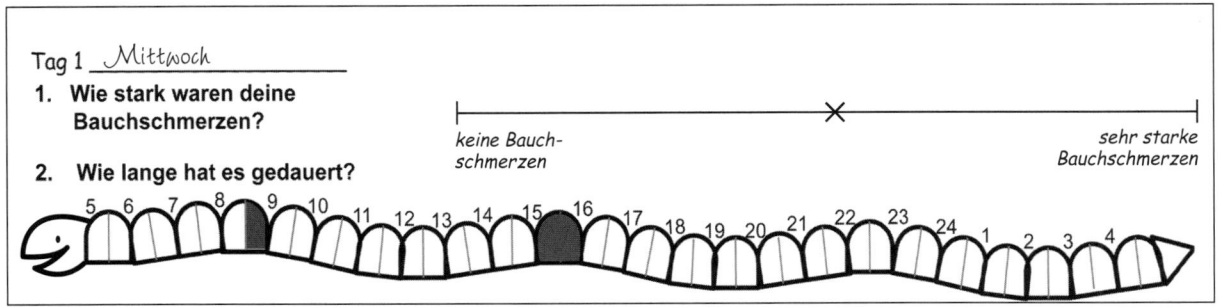

Abbildung 3: Auszug aus dem Wochenblatt (Material D 2) zur Schmerzdiagnostik

den Kindern besprochen werden, klingt aber in der Regel durch die Einführung der Schmerzbewältigungsstrategien wieder ab.

Psychologische Differenzialdiagnostik

Komorbide psychische Störungen sind bei CBS häufig und deren Vorliegen kann eine Kontraindikation für die Durchführung des Programms darstellen. Dabei treten vor allem emotionale Störungen auf, wie bspw. Angst- und/oder depressive Auffälligkeiten (z. B. Campo et al., 2004; Liakopoulou-Kairis et al., 2002; Walker & Greene, 1989). Ein Screening psychischer Auffälligkeiten mit gängigen Verfahren (z. B. SDQ, Goodman, 1999) ist auf jeden Fall zu empfehlen, bei auffälligen Werten oder entsprechenden Berichten der Eltern sollte ein ausführlicheres Interview durchgeführt werden. Generell gilt, dass ausgeprägte emotionale Störungen vorrangig behandelt werden sollten. Dies gilt vor allem auch dann, wenn ein Zusammenhang mit der Schmerzsymptomatik besteht. Das zeitliche Auftretensmuster von Schmerzen und emotionalen Auffälligkeiten (zeitgleich oder sequenziell) sollte unbedingt erfragt werden, um eine Entscheidung der primären Therapiebedürftigkeit treffen zu können. Steht die psychische Störung im Vordergrund, empfiehlt sich jedoch die Bauchschmerztherapie als ergänzende Behandlung in den Therapieplan zu integrieren, zumal die Kinder durch die Vermittlung der Bewältigungsstrategien sehr schnell Erfolge erzielen können. Es sollte darauf geachtet werden, dass die aufeinander aufbauenden Bausteine des Manuals in entsprechender Reihenfolge durchgeführt werden.

Differenzialdiagnostisch sollte eine Schulangst und Trennungsangst ausgeschlossen werden. Schulängste können sich in Leistungs-, Prüfungsängsten oder sozialen Ängsten äußern und bezeichnen übersteigerte oder intensive Ängste in Bezug auf die Schule. Synonym wird oft der Begriff Schulphobie verwendet, welcher die übermäßig ausgeprägte Angst und Abneigung bezüglich der schulischen Situation beschreibt (Peters, 2007). Ängste gehen oftmals mit Vermeidungsverhalten einher. Die Vermeidung des Schulbesuchs kann jedoch auch auf einer emotionalen Störung mit Trennungsangst (F93.0 nach ICD-10) basieren, da der Schulbesuch den Trennungsmoment von der elterlichen Bezugsperson darstellt. Hier steht die heftige, lang anhaltende Angst vor einer permanenten Trennung von wichtigen Bezugspersonen im Mittelpunkt. Solche Trennungen, wie zum Beispiel auch der Schulbesuch, werden unter starker Angstreaktion erlebt oder vermieden.

Psychosoziales Funktionsniveau und Verhaltensanalyse

Im Rahmen der Verhaltensanalyse soll das psychosoziale Funktionsniveau umfassend betrachtet werden. Hierzu gehört zum Beispiel die Erfassung des Stresserlebens des Kindes sowie die Analyse der Bewältigungsstrategien des Kindes. Zur Erfassung stehen hier zahlreiche standardisierte Fragebögen zur Verfügung (z. B. Seiffge-Krenke & Lohaus, 2007). Darüber hinaus sollte auch gerade für die Erfassung des Leidensdrucks und der psychosozialen Befindlichkeit des Kindes Skalen zur Lebensqualität (vgl. Schumacher, Klaiberg & Brähler, 2003) eingesetzt werden; diese sind vor allem auch für die Therapieevaluation gut geeignet. Mittlerweile liegen neben generischen Instrumenten auch schmerzbezogene Instrumente vor (z. B. PedsQL, Varni, Seid & Kurtin, 2001).

Die Erstellung einer ausführlichen Verhaltensanalyse ist ein wesentlicher Aspekt der Diagnostik. Im Folgenden wird das S-O-R-K-C-Modell auf der Grundlage des Fallbeispiels von Elisa (vgl. Seite 23) näher erläutert.

Die *Stimulusbedingungen (S)* gehen einer Bauchschmerzepisode voraus und stehen in systematischem, funktionalen Zusammenhang zur Symptomatik. Bei Elisa sind Schulstress (viele Prüfungen), soziale Konflikte und emotionale Probleme (traurig, einsam) mit den Bauchschmerzen assoziiert.

Die *Organismusvariable (O)* umfasst alle biologisch-physiologischen und psychosozialen Faktoren, die den Verhaltensspielraum einer Person als relativ stabile Persönlichkeitsvariablen beeinflussen (z. B. Intelligenz). Eine Überempfindlichkeit der Darmfunktion kann hier ebenso eine Rolle spielen wie, dass Elisas Mutter angibt, auch Beschwerden im Magen-Darm Bereich zu haben (familiäre Häufung).

Behaviorale Aspekte der *Reaktionskomponente (R)* des Verhaltensmodells umfassen Zeitpunkt, Dauer, Intensität und Auftretenshäufigkeit der Problematik. Die Bauchschmerzen treten bei Elisa seit etwa zwei Jahren besonders morgens vor der Schule auf, dauern bis 90 Minuten an und sind mittel bis stark in ihrer Intensität. Wöchentlich werden ein bis zwei Bauchschmerzepisoden erlebt. Auf kognitiver Ebene sind subjektive Bewertungen, Erwartungen sowie soziale Informationsverarbeitungsprozesse zu betrachten. Den Umgang mit den Bauchschmerzen beschreibt Elisa als schwierig, insbesondere dann, wenn sie von ihren Eltern getrennt ist oder Hausaufgaben macht. Elisas Bewältigungsverhalten ist vor allem durch passive Strategien und der Suche nach sozialer Unterstützung durch die Eltern charakterisiert. Für Elisa ist es wichtig, ihren Eltern mitteilen zu können, dass sie Bauchschmerzen hat.

Verhaltenskonsequenzen (C) können das Problemverhalten beeinflussen und durch operante Lernprozesse das Verhalten aufbauen, abbauen oder stabilisieren. Die Zuwendungsreaktionen der El-

tern von Elisa und der sozialen Umgebung sind von zentraler Bedeutung und können auch zu einem sekundären Krankheitsgewinn führen. Als Form der *positiven Verstärkung (C+)* erfährt Elisa bei Bauchschmerzen ein erhöhtes Maß an Aufmerksamkeit und Zuwendung von ihren Eltern. Die Mutter kümmert sich dann besonders um Elisa und bleibt zu Hause. Im Sinne einer *negativen Verstärkung (₡–)* kann Elisa bei Bauchschmerzen zu Hause bleiben und meidet damit die für sie stressbesetzte schulische Situation. Verhaltenskonsequenzen, die zu einem Abbau des Schmerzverhaltens führen (wie der Wegfall von Zuwendung), sind bei Elisa nicht zu beobachten. Die Verstärkung erfolgt kontingent auf das Schmerzverhalten von Elisa (Kontigenz K). In Abbildung 4 ist das S-O-R-K-C-Modell von Elisa dargestellt.

S	O	R	K	C
Stimulusbedingungen	Organismusvariable	Reaktionskomponente	Kontigenz	Verhaltenskonsequenzen
⇧	⇧	⇧	⇧	⇧
Schulstress: viele Prüfungen Soziale Konflikte Emotionale Probleme: traurig und einsam	Empfindsamkeit der Darmfunktion familiäre Häufung	Bauchschmerzen seit etwa 2 Jahren, insbesondere morgens in der Schule etwa 1- bis 2-mal pro Woche Dauer etwa 60 bis 90 Minuten Mittlere bis starke Intensität Umgang mit den BS: Vor allem dann schwierig, wenn sie getrennt von den Eltern ist und bei den Hausaufgaben Suche nach sozialer Unterstützung Passives Coping	Verstärkung erfolgt unmittelbar negative Folgen zeitlich verzögert	Zuwendungsreaktion der Eltern und der sozialen Umgebung **Positive Verstärkung C+:** Erhöhte Aufmerksamkeit und Zuwendung bei BS **Negative Verstärkung ₡–:** Elisa bleibt zuhause und wird für die Schule entschuldigt
S gehen einer BS-Episode voraus und stehen damit in systematischen Zusammenhang	*O* biologisch-physiologischen Variablen; psychosoziale Variablen	*R* Zeitpunkt, Dauer, Häufigkeit, Intensität der Problematik; subjektive Bewertungen, Erwartungen, soziale Informationsverarbeitungsprozesse	*K* Zeitlicher Zusammenhang zwischen Schmerzverhalten und Konsequenzen	*C* Verhaltensaufbau, -abbau oder -stabilisierung durch operante Prozesse

Abbildung 4: S-O-R-K-C-Modell am Beispiel von Elisa

Belohnungsvertrag zur Trainingsteilnahme

Ebenfalls im Erstgespräch wird ein Vertrag zwischen Eltern und Kind abgeschlossen, dies soll die Motivation zur regelmäßigen Teilnahme und zur Mitarbeit fördern. Dem Kind und seinen Eltern wird ein Belohnungsvertrag zur Trainingsteilnahme (vgl. Material D 3) vorgelegt. Der Trainer erklärt, dass während des Trainings Punkte für die Erledigung der Hausaufgaben in den jeweiligen Sitzungen (ab Sitzung 2) vergeben werden. Pro Sitzung kann ein Kind maximal 4 Punkte erhalten. 2 Punkte erhält es in der Regel für das Ausfüllen des Bauchschmerztagebuches „Happy" zwischen den Sitzungen und 2 Punkte für das regelmäßige Durchführen von Entspannungsmethoden oder Anwenden von Bewältigungsstrategien bei auftretenden Bauchschmerzen. Es können im Verlauf des Programms maximal 20 Punkte erreicht werden. Eltern und Kind überlegen gemeinsam eine kleine (bei mindestens 12 Punkten), eine mittlere (14 bis 17 Punkte) oder eine größere Belohnung (ab 18 Punkte), die das Kind am Ende des Trainings von den Eltern erhält. Hierbei sollte darauf geachtet werden, dass die ausgesuchte Verstärkung für das Kind einen belohnenden Charakter hat und die Eltern diese wirklich erst am Ende und konsequent nur bei erreichter Punktezahl einlösen werden.

Besonders bei external auffälligen Kindern bewährt sich eine Kopplung der Mitarbeit während der Sitzung und bezüglich der Hausaufgaben an ein Token-System. Desweiteren können Punkte abgezogen werden, wenn Problemverhalten auftritt und Punkte verdient werden, wenn Hausauf-

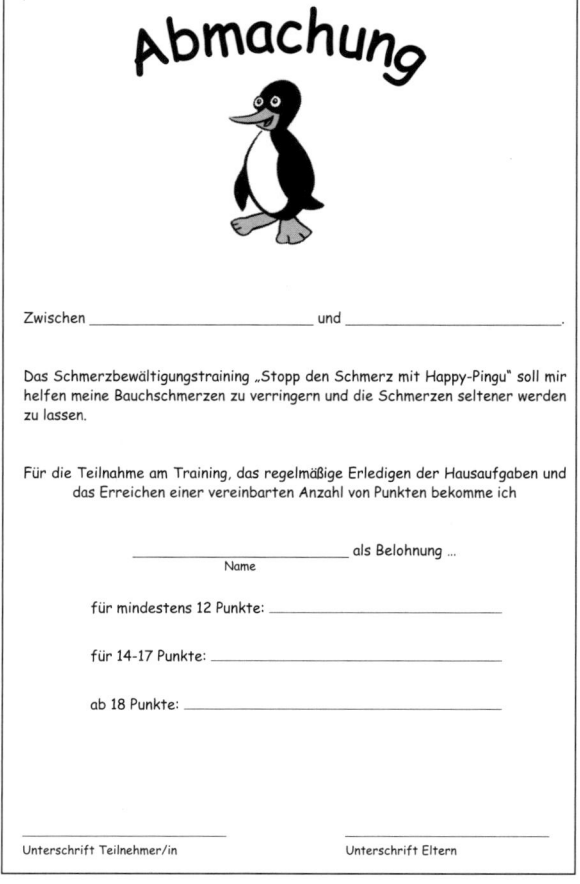

Abbildung 5: Belohnungsvertrag zwischen Kind und Eltern zum Erstgespräch (Material D 3)

gaben erledigt werden. Die Regeln müssen im Vorfeld, unter Umständen schon im Trainingsvertrag, festgelegt werden und alle Teilnehmer müssen damit einverstanden sein (vgl. Sitzung 1; Gruppenregeln und Abmachung).

Kapitel 4

Behandlung von chronischen Bauchschmerzen

Für die Wirksamkeit psychologischer Behandlungsverfahren, insbesondere verhaltenstherapeutisch orientierter Interventionen liegt eine umfangreiche Evidenz vor (z. B. Eccleston et al., 2002; Palermo, Eccleston, Lewandowski, Williams & Morley, 2010). Als Wirkfaktoren der zumeist kognitiven Verhaltenstherapie haben sich dabei die Psychoedukation, Entspannungsmethoden, kognitive sowie verhaltensorientierte Verfahren erwiesen (Ruoß, 1998).

Einen hohen Stellenwert in der Behandlung von Schmerz hat die *Psychoedukation*. Ziel ist es, krankheitsbezogene und psychosoziale Einschränkungen über die Vermittlung von differenzierten Krankheitswissen und Bewältigungskompetenzen zu reduzieren. Zudem sollen durch Informationen die Unterstützung der Eltern für die Krankheitsbewältigung des Kindes gefördert werden (Petermann & Bahmer, 2009). Wirkmechanismen der Psychoedukation sind weiterhin, ungünstige Einstellungen bezüglich der Schmerzerkrankung abzubauen; Ängste durch Informationen zu reduzieren sowie Problemlösefertigkeiten, vor allem zur Unterstützung einer Rückfallprävention, zu vermitteln. Insgesamt müssen den Betroffenen die Ziele verständlich sein und als erstrebenswert erscheinen, damit alternative Verhaltensweisen als sinnvoll und hilfreich eingeschätzt und eine aktive Mitarbeit erzielt wird.

Entspannungsmethoden dienen der physiologischen Gegensteuerung der schmerzinduzierten Anspannung. So sollen erste Anzeichen von Anspannung wahrgenommen und rasch ein entspannter Zustand im Alltag hergestellt werden. Darüber hinaus wird angenommen, dass sich durch den Einsatz von Entspannungsmethoden die Selbstwirksamkeitserwartung steigert. Belege hierzu liegen bislang jedoch nicht vor. Zu den Entspannungsmethoden zählen u. a. die Progressive Muskelrelaxation, Imagination (Fantasiereisen) oder auch das Autogene Training.

Zu den *kognitiven Verfahren* zählen zum Beispiel Ablenkungstechniken, Vermittlung von Krankheitswissen und angemessener Copingstrategien sowie die kognitive Umstrukturierung. Sie zielen

darauf ab, dass der Patient eine neue Sichtweise im Umgang mit den eigenen Schmerzen erlernt. Insbesondere problemlösungsorientierte Behandlungsansätze gelten als effektiv, um auch langfristig die positiven Effekte abzusichern (Denecke & Kröner-Herwig, 2000).

Verhaltensorientierte (operante) Verfahren, wie beispielsweise Abbau von Schonverhalten und Vermeidungsverhalten sollen die Belastbarkeit des Schmerzpatienten erhöhen und aufrechterhaltende Bedingungen für das Schmerzgeschehen abbauen.

Verschiedene evaluierte Patientenschulungsprogramme liegen zur Behandlung chronischer Krankheitsbilder vor (z. B. Warschburger & Wiedebusch, 2009). In diesen Programmen, wie zum Beispiel dem „Marburger Schmerzbewältigungstraining" (Basler & Kröner-Herwig, 1998) oder auch dem „Göttinger Rücken Intensiv Programm (GRIP)" (Hildebrandt, 2003) stellen die eben beschriebenen Behandlungsmaßnahmen zentrale Bausteine dar. In Schulungsprogrammen für Kinder werden vor allem Entspannungsmethoden in Kombination mit anderen Verfahren eingesetzt (z. B. kognitive Interventionen). Diese zielen auf einen verbesserten Umgang mit Schmerzen ab und sind vor allem in einer akuten Schmerzepisode effektiv (Kröner-Herwig, 1998). Denecke und Kröner-Herwig (2000) konnten mit Hilfe eines kognitiv-behavioralen Trainings zeigen, dass sich durch eine regelmäßige Anwendung der *Entspannungsübung* die Kopfschmerzsymptomatik bei den betroffenen Kindern signifikant verringerte. Insbesondere Studien zur Kopfschmerzbehandlung zeigen, dass auch nach relativ kurzer Behandlungsdauer eine große Wirksamkeit zu erwarten ist.

In einer Übersichtsarbeit konnten Palermo und Mitarbeiter (2010) zeigen, dass in der Behandlung von chronischen Erkrankungen im Kindesalter (z. B. Kopfschmerzen, Bauchschmerzen, Fibromyalgie) psychologisch orientierte Interventionen erfolgreich sind. Verschiedene psychologische Methoden, wie Entspannung, kognitive sowie verhaltensorientierte Verfahren werden dabei oft miteinander kombiniert. Die Ergebnisse zeigten auch, dass unabhängig von der jeweiligen psychologischen Interventionsmethode (z. B. kognitiv-behaviorales Training und Biofeedback), die Häufigkeit und Intensität der körperlichen Symptomatik verringert werden konnte. Während es relativ viele Studien zu Kopfschmerzen oder chronischen Schmerzen im Erwachsenenalter gibt, liegen noch wenige Studien für Kinder und Jugendliche mit CBS vor. Diese zeigen jedoch, dass auch für CBS kognitiv-behaviorale Strategien in der Behandlung erfolgreich sind – sowohl bezogen auf die Schmerzsymptomatik als auch auf die Lebensqualität (z. B. Humphreys & Gevirtz, 2000; Palermo, Wilson, Peters, Lewandowski & Somhegyi, 2009; Robins, Smith, Glutting & Bishop, 2005; Sanders et al., 1989; Sanders, Shepherd, Cleghorn & Woolford, 1994).

Kapitel 5

Das „Stopp den Schmerz mit Happy-Pingu"-Programm

Auf der Grundlage der in den vorangehenden Kapiteln beschriebenen Erkenntnisse zur Ätiologie und Aufrechterhaltung von Schmerzen wurde das Trainingsprogramm „Stopp den Schmerz mit Happy-Pingu" entwickelt. Das Behandlungsprogramm verknüpft verschiedene Komponenten wie Stressbewältigung, Ablenkungstechniken und Entspannungsübungen miteinander, um neben einer Veränderung des Schmerzerlebens auch die mit den Schmerzen einhergehenden Belastungen reduzieren zu können. Bevor die Trainingsinhalte genauer beschrieben werden, soll zunächst auf die allgemeinen Aspekte wie Umfang und Rahmenbedingungen eingegangen werden.

5.1 Umfang und Rahmenbedingungen

Das Programm gliedert sich in drei Abschnitte: die diagnostischen Vorgespräche (hierfür sind 5 Termine á 50 Minuten zu veranschlagen), das Trainingsprogamm (Einzel- oder Gruppentraining) und die individuellen Abschlussgespräche. Das Programm wurde ursprünglich als Gruppenprogramm (für die Kinder wie die Eltern) entwickelt, jedoch auch erfolgreich im Rahmen von Einzelsitzungen realisiert. Die Darstellung erfolgt daher erst für das Vorgehen im Gruppensetting und wird durch entsprechende Hinweise auf vorzunehmende Modifikationen des Vorgehens im Einzelsetting ergänzt. Das Training umfasst sechs Gruppentreffen á 90 Minuten oder sechs Einzelsitzungen á 50 Minuten. Die Treffen sollten in der Regel einmal wöchentlich stattfinden, um zwischen den einzelnen Terminen ausreichend Zeit für die Übungen im Alltag sicher zu stellen. Die Inhalte der einzelnen Sitzungen sind unter Punkt 5 detailliert beschrieben. Bei der Realisierung als Gruppentraining sollte die maximale Gruppengröße von 6 bis 8 Kindern nicht überschritten werden, damit individuell auf die Kinder eingegangen werden kann. Bei der Zusammensetzung der Gruppen sollten Alter, Schulform und Klassenstufe berücksichtigt werden. Bei der Raumgröße sollte beachtet werden, dass den Kindern genügend Platz zur Verfügung steht, um die Matten für die regelmäßig stattfindende Entspannung ausbreiten zu können.

Die Arbeit mit den Kindern steht im Fokus der therapeutischen Arbeit. Hier geht es vor allem darum, eigenständige Schmerzbewältigungsstrategien zu etablieren. Begleitend zur Kinderarbeit wird zusätzlich mindestens ein Elternabend (á 90 Minuten) durchgeführt. Dieser sollte wenn möglich in Kooperation mit einer Ernährungsberaterin realisiert werden, gerade wenn Fragen der Nahrungszusammensetzung aufgrund von Intoleranzen im Vordergrund stehen. Den Eltern werden in erster Linie die Inhalte des Kindertrainings aufgezeigt und vermittelt, wie sie ihre Kinder im selbständigen Umgang mit den Schmerzen hilfreich unterstützen können (vgl. Kapitel 7). Alternativ können auch zwei Termine stattfinden (allgemeine Aspekte und Ernährung).

5.2 Gruppentraining vs. Einzeltraining

Generell ist zu beachten, dass die Kinder im Gruppensetting den Kontakt mit Gleichaltrigen als emotional entlastend erleben. Auch können hier Spiele realisiert werden, die den Kindern sehr viel Spaß bereiten. Daher ist ein Gruppensetting einer Einzeltherapie vorzuziehen. Die Entscheidung für oder gegen ein Gruppentraining ist oftmals aber den organisatorischen Rahmenbedingungen geschuldet. So sind nicht immer die Räumlichkeiten vorhanden oder es stellen sich nur ein oder zwei Kinder vor; auch ein zu hoher Altersrange oder eine sehr ungleiche Verteilung des Geschlechts (z. B. ein 11-jähriger Junge unter fünf siebenjährigen Mädchen) ist zu vermeiden. Gerade bei Vorliegen von ausgeprägten psychosozialen Belastungen oder fehlender Gruppenfähigkeit ist eine Einzeltherapie indiziert. Diese ist inhaltlich der Gruppentherapie sehr ähnlich.

5.3 Therapeuten-/Trainerverhalten

Das Trainerverhalten ist durch ein ressourcenorientiertes Vorgehen im Umgang mit den Betroffen geprägt. Positive Ansätze in der Schmerzbewältigung sollen unterstützt und weniger angemessene abgebaut werden. Wichtig ist es, den Kindern die Verantwortung für die Bewältigung der Schmerzen zu übertragen und ihre diesbezüglichen Kompetenzen zu stärken. Der inhaltliche Aufbau der einzelnen Sitzungen ist so gestaltet, dass das Stundenthema vom Trainer in kindgerechter Sprache zunächst eingeführt wird, dann folgen in der Regel Gruppenaufgaben (wie Ideen sammeln oder Diskussionen), die anschließend von jedem Kind nochmals individuell bearbeitet werden. Durch dieses Vorgehen kann die individuelle Problematik des Kindes berücksichtigt werden. Im Manual wird in jeder Sitzung darauf hingewiesen, an welcher Stelle eine Individualisierung der Inhalte günstig ist. Es kann dabei auch so vorgegangen werden, dass zur individuellen Problemlösung die gesamte Gruppe wieder mit einbezogen wird. Der Trainer sollte fortlaufend in Kontakt mit den Eltern stehen, um eventuell auftretenden Problemen in der Umsetzung der Strategien im häuslichen Umfeld vorbeugen zu können. Empfehlenswert ist zudem Erfahrung im Bereich der Schmerztherapie und/oder der Arbeit mit Kindern.

5.4 Kritische Situationen im Training

Gerade im Rahmen des Gruppentrainings kann es zum Beispiel bedingt durch die Interaktion mit den anderen Kindern zu Schwierigkeiten in der Umsetzung der Trainingsinhalte kommen. Im Folgenden werden einige „typische" Probleme erläutert und mögliche Problemlösestrategien vorgestellt. Generell ist auffällig, dass die Kinder für die Vermittlung der Strategien sehr dankbar sind, da sie schon seit Jahren unter der Problematik leiden. Mit den ersten Trainingserfolgen steigt auch die Motivation.

Probleme beim Einhalten der Rahmenbedingungen

Das Kind erscheint nicht pünktlich zur Trainingssitzung:
• Generell gilt: Die Gruppe beginnt pünktlich, auch wenn nicht alle Kinder anwesend sind.
• In erster Linie sollte mit den Eltern gesprochen werden, da sie die Kinder meistens zum Training bringen und für die Zeiteinhaltung verantwortlich sind.
• Bei den Kindern kann auf die Regeln im Arbeitsheft verwiesen werden mit dem Hinweis, dass alle anderen Teilnehmer in der Gruppe warten.

Das Kind hat das Arbeitsheft nicht zur Trainingssitzung mitgebracht:
• Der Trainer sollte mit dem Kind besprechen, woran es liegt und gemeinsam überlegen, was kann/sollte vor dem Training anders gemacht werden, damit die Mappe nicht vergessen wird (z. B. Erinnerungssticker an den Spiegel; alle Unterlagen für den Trainingstermin an einen Ort etc.).
• „Reserve-Arbeitsblätter" für die jeweiligen Sitzungen in einem Ordner vorrätig halten, damit das Kind diese ggf. ins Arbeitsblatt heften kann. Bei wiederholtem Auftreten und dem Eindruck, dass das Kind dies absichtlich macht, um z. B. bestimmte Anforderungen zu vermeiden, sollten diese Materialien allerdings nicht ausgegeben werden.
• Die Eltern sollten am Ende der Sitzung darauf angesprochen und gebeten werden, unterstützend zur Seite zu stehen.

Probleme in den Sitzungen

Die Hausaufgaben werden gar nicht oder kurz vor der Stunde gemacht:
• In der Gruppe besprechen, wozu die Hausaufgaben wichtig sind und welchen Zweck sie erfüllen.
• Nochmals betonen: Nur die Kinder selbst sind die Experten für ihre Schmerzen. Ihre Beobachtung ist ganz wichtig.
• Die Beobachtung motiviert, zeigt Schwierigkeiten und Fortschritte auf.

Das Kind hat Entspannung zu Hause nicht geübt:
• Mit dem Kind besprechen: „Was war schwierig?"; „Was kann ausprobiert werden, damit regelmäßig geübt wird?" Zum Beispiel kann im laufenden Bauchschmerztagebuch „Happy" eine Vereinbarung zum regelmäßigen Üben der Entspannung getroffen werden.

Das Kind hat während des Trainings keine Lust auf Entspannung:
• Der Trainer sollte bisherige Erfolge aufzeigen. Hier kann es auch hilfreich sein, die gesamte Gruppe mit einzubeziehen.
• Belohnungspunkte für die Entspannung vergeben.

Das Kind ist ängstlich und sagt nichts:
• Besonders für Beiträge loben, ermuntern, noch mehr zu sagen.

- Nicht unter Druck setzen und ständig ansprechen.
- Ursachen erfragen: Fühlt sich das Kind unwohl? Angst vor Auslachen der anderen? (→ besondere Regel einführen); Ist es über- oder unterfordert?
- Mit anderen Aufgaben einbinden.
- Wenn es sehr auffällig ist: Elterngespräch zur weiteren Klärung führen.

Das Kind stört die Gruppe:
- Nicht sofort darauf eingehen, damit der Trainingsablauf für die Gruppe nicht gestört wird und erst mal ignurieren.
- Verweis auf Gruppenregeln.
- Konsequenzen des Verhaltens aufzeigen (z. B. weniger Spielminuten als die anderen Kinder in der Gruppe).
- Gemeinsam nach Lösungen suchen (→ Gruppenregeln).
- Problematik mit dem Kind am Ende des Trainings besprechen und eine verbindliche Absprache zum Verhalten treffen.
- Ein Signal zwischen Trainer und Kind vereinbaren, was auf das Problemverhalten hinweist.

Reaktionen auf die Trainingsteilnahme

Ein Elternteil macht sich lustig über die vermittelten Strategien oder boykottiert das Training:
- Im Rahmen eines intensiven Elterngespräches aufzeigen, wie wichtig es für das Kind ist von den Eltern unterstützt und ernst genommen zu werden. Auf die jeweiligen Gründe für das elterliche Verhalten muss dann gezielt eingegangen werden.

Das Kind berichtet, dass sich andere über das Bauchschmerztraining lustig machen:
- Immunisierungsstrategien erarbeiten bezogen auf Erfolge bzw. Chancen des Trainings: „Lieber zum Training gehen, als weiter Bauchschmerzen zu haben"; „Entspannung ist nicht uncool, sondern etwas sehr Gutes für den eigenen Körper"; „Entspannung ist eine super Sache und hilft auch bei anderen Dingen (z. B. Klassenarbeiten)"; Stolz darauf sein, dass man was kann, was andere nicht können.
- Erklären, dass viele Kinder zu irgendeinem Training gehen, sei es LRS-Training, Mathematiknachhilfe, Sprechtherapie, Ergo- oder Physiotherapie.
- Strategien für die Kinder in der Situation erarbeiten, z. B. nicht weiter beachten oder zurückweisen („Ist das dein Problem?").

5.5 Allgemeiner Sitzungsaufbau und Wiederkehrende Elemente im Programm

Alle Sitzungen folgen einem vergleichbaren Aufbau (vgl. Kasten); die Transparenz im Vorgehen hilft den Kindern auch Ängste abzubauen und trägt zu einer vertrauensvollen Atmosphäre bei.

Allgemeiner Sitzungsaufbau

- Blitzrunden
  a) „Wie war deine letzte Woche?"
  b) „Was haben wir bei unserem letzten Treffen alles besprochen?"
- Hausaufgaben (Feedback)
- Schmerzkurve (Auswertung Bauchschmerztagebuch „Happy")
- Belohnungskarte (Erfolge bei den Hausaufgaben)
- Trainingsphase (Schwerpunktbereiche)
- Entspannung (PMR) mit allen Teilnehmern
- Hausaufgaben vergeben (Bauchschmerztagebuch „Happy" und Entspannung)
- Belohnungskarte (Spielminuten)
- Einlösen der Spielminuten
- Stundenprotokoll

Blitzrunden

Als Einstieg in die inhaltliche Arbeit werden – mit Ausnahme der ersten Sitzung – zwei Blitzrunden durchgeführt: Zum einen sollen die Kinder die Möglichkeit haben, über ihre Erlebnisse der letzten Woche zu berichten, zum anderen sollen sie wesentliche Inhalte der letzten Sitzung reflektieren. Hierdurch soll ein offenes und vertrauensvolles Gruppenklima geschaffen werden.

Fragen (stehen an der Tafel)

1. Wie war deine letzte Woche?
2. Was haben wir bei unserem letzten Treffen alles besprochen?

Hinweis:

Die Kinder benennen in der Regel nur allgemeine Aspekte – das reicht auch für die Besprechung aus. Die Blitzrunde soll nicht von den Kindern als Leistungskontrolle wahrgenommen werden.

Hausaufgaben und Belohnungskarte – Erfolge bei den Hausaufgaben

Das Ausfüllen des Bauchschmerztagebuches „Happy" (vgl. Material K III) ist jede Woche Hausaufgabe und wird auch in der Regel gewissenhaft von den Kindern erledigt. Ziel des Hausaufgabenblitzes ist es einerseits, angemessene Bewältigungsbemühungen zu verstärken sowie unangemessene Bewältigungsstrategien abzubauen, andererseits dient es der Aufrechterhaltung der Motivation zum regelmäßigen Ausfüllen. Der Trainer schaut sich reihum die ausgefüllten Schmerztagebücher (vgl. Abbildung 6) an. Bei der Rückmeldung für die Kinder steht im Vordergrund, dass auch die Selbstbeobachtung gelobt werden muss. Um die Kinder nicht zu frustrieren, aber auch überhöhten Anforderungen an sich selbst entgegen zu wirken, sollte stets darauf geachtet werden, dass der Versuch eines selbstständigen, angemessenen Umgangs mit den Bauchschmerzen – unabhängig von den Ergebnissen dieser Copingversuche – gelobt wird.

Darüber hinaus wird sich detaillierter das Bauchschmerztagebuch „Happy" angeschaut und auf die Intensität, Dauer und Häufigkeit der Schmerzen fokussiert. Diese Differenzierung soll den Kindern helfen, nach und nach zu verstehen, dass es nicht immer sein muss, dass die Schmerzen seltener werden, sondern diese vielleicht nur weniger intensiv sind oder auch kürzer dauern.

- „Was habt ihr in der letzten Woche beobachtet?"
- „Wer will sagen, was er gemacht hat als er Bauchschmerzen hatte?"

Für die Besprechung der Beobachtungskarte „Entspannungs-Durchblicker" (vgl. Material HA 1 und Material HA 2 im Arbeitsheft) gelten die gleichen Rahmenbedingungen. Nach der individuellen Besprechung werden die Ergebnisse in der Gruppe besprochen, um den Austausch zwischen den Kindern und die gegenseitige Unterstützung zu fördern. Beispielsweise anhand folgender Fragen:

- „Konntet ihr euch beim Hören der Fantasiereise entspannen?"
- „Habt ihr eine Veränderung gespürt?"
- „Wer hat die Fantasiereise gehört als er Schmerzen hatte?"
- „Hat es euch bei euren Bauchschmerzen geholfen?"

Die Punkte (Pingus) für erledigte Hausaufgaben werden zu Beginn einer jeden Sitzung vergeben; es können insgesamt pro Sitzung 4 Punkte vergeben werden.

Sitzung 2 und 3: Für das regelmäßige Ausfüllen des Bauchschmerztagebuches „Happy" werden maximal pro Teilnehmer 2 Belohnungspunkte ver-

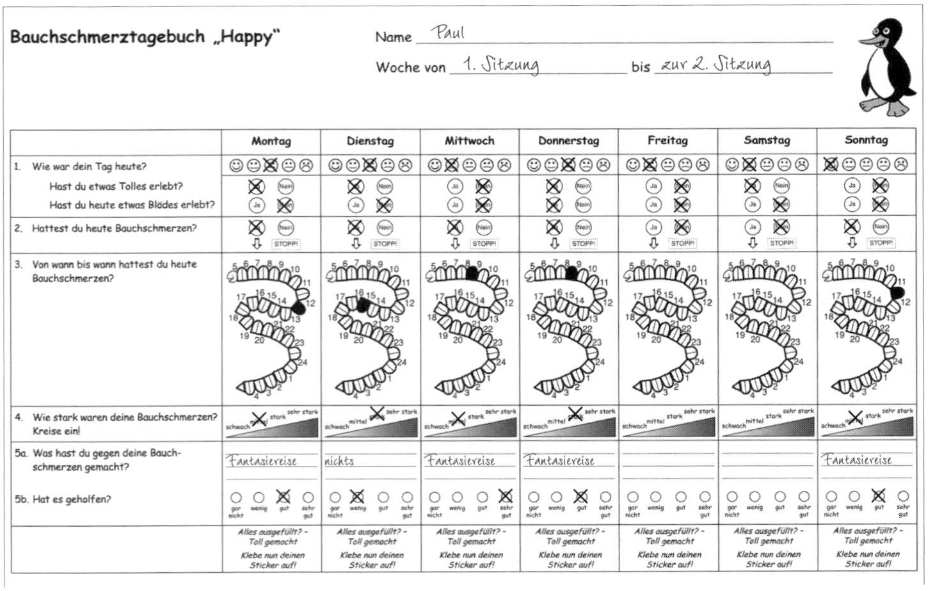

Abbildung 6: Bauchschmerztagebuch „Happy" als Hausaufgabe während des Trainings

geben. Zusätzlich können die Kinder in der 2. und 3. Sitzung für das regelmäßige Ausfüllen des „Entspannungs-Durchblicker" maximal 2 Belohnungspunkte erhalten.

Sitzung 4 bis 6: Ab der vierten Sitzung gibt es 4 Belohnungspunkte für diejenigen, die regelmäßig ihr Bauchschmerztagebuch „Happy" ausgefüllt (= 2 Punkte) und die PMR mindestens zweimal pro Woche zu Hause durchgeführt haben (= 2 Punkte). Alternativ zur PMR können auch für weitere Copingversuche (Pingu-Tricks), die zur Bewältigung der auftretenden Schmerzen von den Kindern eingesetzt wurden, 2 Punkte vergeben werden. Die Kinder sollen in ihrem Bauchschmerztagebuch „Happy" notieren, dass sie die PMR oder auch andere Pingu-Tricks ausprobiert haben.

Die Gesamtzahl an Belohnungspunkten für erledigte Hausaufgaben werden in der letzten Sitzung für jedes Kind aufsummiert. Je nach erreichter

Punktzahl erhält das Kind nach Abschluss des Trainings dann die im Erstgespräch vereinbarte Belohnung von den Eltern (vgl. Kapitel 3.4).

Bauchschmerztagebuch „Happy" und Schmerzkurve

Anhand des wöchentlich ausgefüllten Bauchschmerztagebuches „Happy" wird im Arbeitsheft *„Meine Schmerzkurve"* die jeweilige Dauer der Schmerzen pro Tag angekreuzt (vgl. Abbildung 7). Der Trainer soll hierbei Hilfestellung geben. In der Schmerzkurve sind Tag 1 (erste Trainingssitzung) bis Tag 34 (letzte Trainingssitzung; auf der x-Achse) sowie die Dauer in Form des Schmerzwurmes aus dem Bauchschmerztagebuch „Happy" (Dauer der auftretenden Bauchschmerzen) abgebildet. Entsprechend der täglichen Dauer der Schmerzen im Bauchschmerztagebuch „Happy" (bei mehreren Schmerzepisoden wird die Dauer addiert) wird die entsprechende Zahl auf der

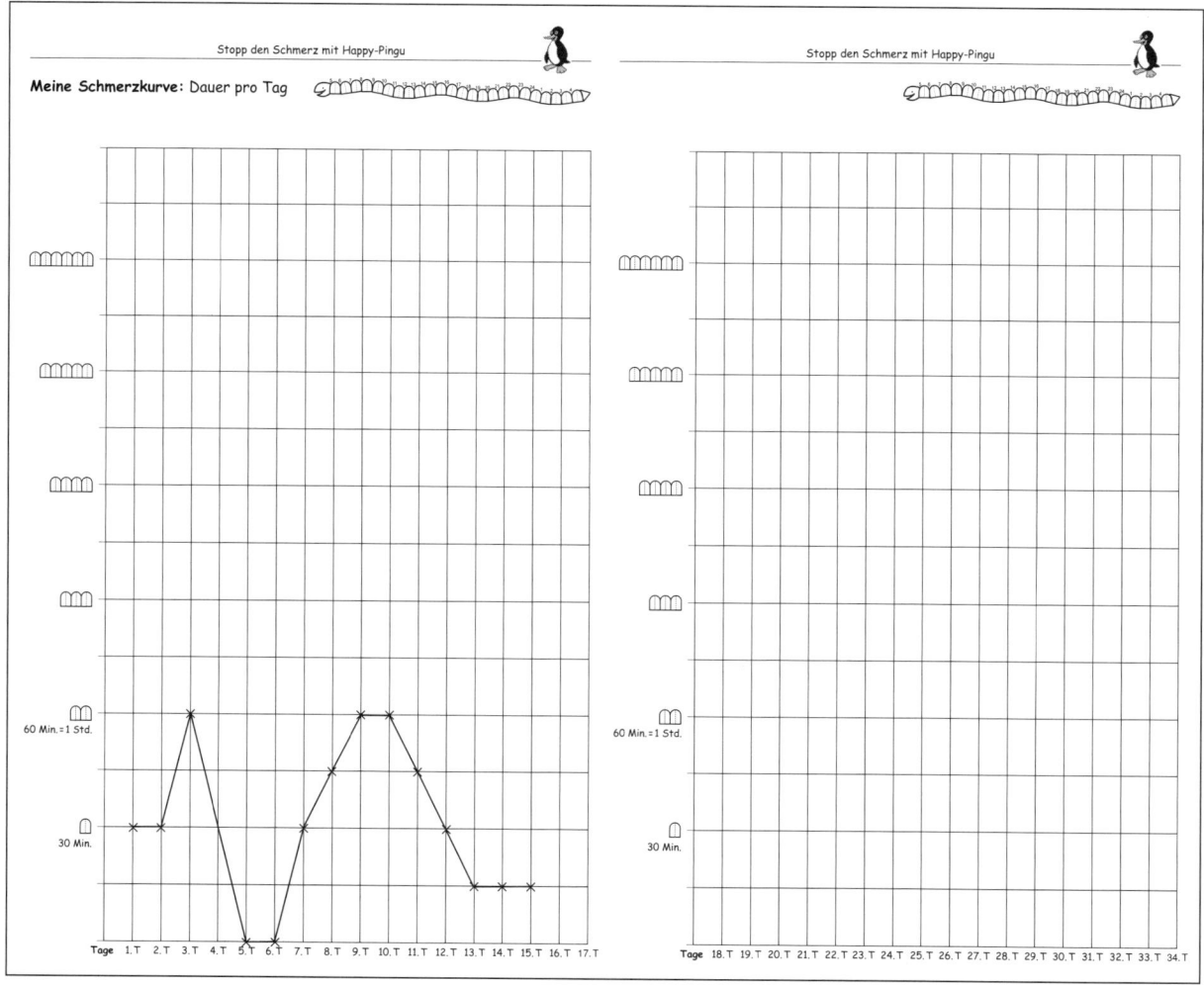

Abbildung 7: Schmerzkurve aus dem Arbeitsheft – Beispiel

Schmerzkurve abgetragen (y-Achse). Die Kreuze werden dann von den Kindern mit einem Stift verbunden. Falls die Schmerzdauer unverändert bleibt oder zunimmt, soll in der Gruppe besprochen werden, was man dagegen tun kann (auf Pingu-Tricks hinweisen). Die Kinder sollen gelobt werden, wenn sie bei Schmerzen die erlernten Bewältigungsstrategien (Pingu-Tricks) einsetzen oder wenn die Schmerzepisoden kürzer bzw. seltener werden.

> „Ihr füllt jede Woche euer Bauchschmerztagebuch „Happy" aus und gebt es mir dann ab. Damit ihr über das gesamte Training den Verlauf eurer Schmerzen beobachten könnt, werden wir jede Woche diese Schmerzkurve im Arbeitsheft gemeinsam ausfüllen.
>
> (Im Arbeitsheft zeigen) Im Bauchschmerztagebuch „Happy" habt ihr auch den Schmerzwurm. Er zeigt uns an, wie lange ihr pro Tag Bauchschmerzen hattet. Genau das tragen wir jetzt gemeinsam in die Schmerzkurve ein."

Hinweis:

Bei Schwierigkeiten füllt der Trainer die Schmerzkurve zusammen mit einem Kind aus. Das Kind soll dabei sagen, an welcher Stelle das Kreuz notiert wird. Gegebenenfalls kann der Trainer allen Kindern helfen. Jedes Kind soll anschließend seine Kreuze mit einem Stift (z. B. Textmarker) verbinden.

Jede Woche sammelt der Trainer nach der Besprechung die Bauchschmerztagebücher der Kinder ein. Sie können dann vom Trainer ausgewertet und zum Beispiel beim Abschlussgespräch als Grundlage für eine individuelle Rückmeldung verwendet werden.

Trainingsphase – Schwerpunktbereiche

Im Folgenden werden die Schwerpunkte des entwickelten Trainings kurz im Überblick aufgeführt (vgl. auch Tabelle 3).

Vermittlung von Wissen und Bewältigungsstrategien: Die ersten drei Treffen dienen in erster Linie der Vermittlung von Wissen und angemessenen Bewältigungsstrategien (Psychoedukation). Die Kinder erhalten Informationen zu potenziellen Auslösern von Bauchschmerzen (wie Nahrungsmittel; Stress in Schule und Freizeit etc.) und lernen ihre individuellen Auslöser kennen. Gerade der Zusammenhang mit Stress wird vertieft erläutert sowie die Rolle der Aufmerksamkeitsfokussierung bei der Schmerzwahrnehmung diskutiert. Hierzu wird in Anlehnung an Denecke und Kröner-Herwig (2000) das Prinzip des

Tabelle 3: Interventionsbereiche und Schwerpunkte des Schmerzbewältigungstrainings

Sitzung	Motto der Sitzung	Interventionsbereich	Schwerpunkt
1	Woher kommen meine Schmerzgeister?	Vermittlung von Wissen und Bewältigungsstrategien	Identifikation von Auslösern
2	Paula und der Stress		Zusammenhang zwischen Stress und Bauchschmerzen
3	Mit Pingu-Tricks geht es mir besser!		Entspannung (PMR)
4	Paul und die Mega-Geister	Veränderung von negativen Gedanken	Kognitive Umstrukturierung
5	Ablenken macht Spaß!	Aufmerksamkeitslenkung und Förderung positiven Erlebens	Ablenkungsstrategien; schmerzinkompatible Verhaltensweisen zum Belastungsausgleich
6	Happy-Koffer zum Wohlfühlen	Ressourcenaktivierung	Wissen festigen

Schmerztores eingeführt. Dadurch sollen die Hilflosigkeit im Umgang mit Schmerzen reduziert und positive Bewältigungserfahrungen intensiviert werden.

Veränderung von Gedanken: Die kognitive Verarbeitung von Schmerzerfahrungen spielt eine wesentliche Rolle im Schmerzerleben. Für die Bearbeitung ungünstiger Gedanken werden kognitive Techniken wie kognitive Umstrukturierung herangezogen, damit die Kinder hierdurch eine neue Sichtweise im Umgang mit Schmerzen erlernen können. Die Kinder werden hierzu u. a. in der vierten Sitzung in die Technik der Selbstbeobachtung von Kognitionen eingeführt, die sie zunächst für negative und schließlich für positive Gedanken vornehmen sollen.

Aufmerksamkeitslenkung und Förderung positiven Erlebens: Bei der Chronifizierung von Schmerzen spielt die Funktion, die Schmerzen im Alltag zukommt, eine wichtige Rolle: Werden geliebte oder auch ungeliebte Aktivitäten unterbrochen, weil Schmerzen auftreten? Konzentrieren sich die Kinder (und deren Familie) ganz auf den Schmerz? Um den Schmerz nicht zum zentralen Aspekt des Lebens werden zu lassen, lernen die Kinder verschiedene Strategien der Schmerzbewältigung kennen: Hierzu gehören beispielsweise die Atemübung „Schmerzen ausatmen" oder der Aufbau von schmerzinkompatiblen Verhaltensweisen (z. B. Steigerung sozialer Aktivitäten), um die Schmerzspirale zu unterbrechen.

Progressive Muskelrelaxation

Die Kinder erlernen ihre physischen Reaktionen auf den Schmerzstressor zu kontrollieren, indem sie die Methode der Progressiven Muskelrelaxation (PMR) einüben. Hierbei wird mit fortschreitender Übung eine Muskelgruppe zunehmend stärker entspannt (Kropp & Niederberger, 2002). Die PMR wird vom Trainer in den Sitzungen 1 bis 3 angeleitet, hierbei kann die Dauer nach Ermessen des Trainers auf vier Muskelgruppen verkürzt werden, indem einzelne Muskelgruppen ausgelassen werden. Generell ist es sinnvoll, die Kinder darüber abstimmen zu lassen, welche vier Muskelgruppen die verkürzte Entspannung enthalten soll.

Da der eigenverantwortliche Umgang mit den auftretenden Schmerzen gefördert werden soll, sollte der Trainer ab der vierten Sitzung die PMR von den Kindern selbständig durchführen lassen und darauf hinweisen, dass die PMR auch bei akuten Bauchmerzen angewandt werden soll.

Hausaufgaben vergeben

Beim Austeilen des Bauchschmerztagebuches „Happy" erklärt der Trainer, dass für das regelmäßige Ausfüllen zu Beginn der nächsten Sitzung maximal 2 Belohnungspunkte vergeben werden. Vergisst ein Kind an einem oder mehreren Tagen das Ausfüllen, ist zu überlegen, ob es nur einen oder gar keinen Belohnungspunkt erhält. Die Hausaufgabe dient dem Aufbau von Fertigkeiten des Selbstmanagements und der Verlaufskontrolle.

Zusätzlich zum Bauchschmerztagebuch „Happy" werden in der jeweils ersten und zweiten Sitzung folgende Hausaufgaben aufgegeben: Entspannungsmethoden mehrmals wöchentlich anwenden und im Arbeitsheft („Entspannungs-Durchblicker", Material HA 1 und HA 2) Beobachtungen dokumentieren. Die genaue Instruktion hierfür ist in der jeweiligen Sitzung beschrieben. Für das regelmäßige Ausfüllen des „Entspannungs-Durchblickers" erhält das Kind 2 Punkte. Auch hier sollte das Kind nur einen oder keinen Belohnungspunkt erhalten, wenn es den jeweiligen „Entspannungs-Durchblicker" an einem oder mehreren Tagen nicht ausgefüllt hat.

Belohnungskarte – Spielminuten

Die Belohnungskarte wird bei jedem Kind zum Ende der jeweiligen Sitzung vom Trainer ausgefüllt. Ziele dabei sind zum einen Feedback für die Mitarbeit der Kinder zu geben und zum anderen soll dadurch die Motivation gesteigert werden. Zum Ende der Sitzung schlagen die Kinder ihre Belohnungskarte (vgl. Material K 1.2) im Arbeitsheft auf. Der Trainer hat einen Stempel oder besondere Sticker, geht zu jedem Kind und verteilt die Punkte. Dabei wird nochmals kurz erläutert, warum das Kind wie viele Punkte erhält. Zu Beginn sollte der Trainer eher großzügig bei der Vergabe der Punkte sein, damit die Kinder motiviert werden mitzumachen. Daher sollten vor allem auch die positiven Aspekte zurückgemeldet werden. Anhand der Belohnungspunkte für Mitarbeit ergeben sich die Spielminuten. Maximal kann ein Kind pro Sitzung 2 Punkte für die Mitarbeit erhalten. Ein Punkt wird für gute und zwei Punkte werden für sehr gute Mitarbeit vergeben. Zwei Belohnungspunkte ergeben dabei eine Spielminute. Dies bedeutet, wenn 6 Kinder jeweils 2 Belohnungspunkte erhalten, dürfen sie insgesamt 6 Minuten gemeinsam spielen. Beim Einzeltraining darf das Kind für 2 Belohnungspunkte 5 Minuten spielen.

Einlösen der Spielminuten

Die Spielminuten ergeben sich wie eben beschrieben aus der Summe der vergebenen Belohnungspunkte für die geleistete Mitarbeit aller Kinder. Es ist wichtig, dass der Trainer den Kindern vorher die genaue Zeit nennt, die die Kinder spielen dürfen, und rechtzeitig vor Ende der Spielzeit sollte der Trainer Bescheid geben, wie viele Minuten den Kindern noch zum Spielen verbleiben. Unsere Erfahrung hat gezeigt, dass man stets auch die Kinder bei der Auswahl eines Spieles miteinbeziehen sollte. So kann ein attraktiver Anreiz für die Kinder geschaffen werden. Im Folgenden sind einzelne Spiele aufgeführt, die von unseren teilnehmenden Kindern gerne angenommen bzw. selber vorgeschlagen wurden. Die Spiele sind danach gegliedert, ob die Kinder sich eher bewegen oder kognitiv gefordert sind (vgl. Tabelle 4).

Tabelle 4: Beispiele für Spiele

Beispiele fürs Gruppentraining	Bewegungsspiele	– „Luftballon-Tanzen" – „Wollknäuel": Die Kinder stehen mit geschlossenen Augen im Kreis. Nun sollen die Kinder sich an den Händen anfassen. Jede Hand muss dabei eine andere Hand ergreifen (natürlich nicht die eigene!). Erst, wenn jeder eine andere Hand in seiner hat, werden die Augen geöffnet. Nun müssen die Kinder es schaffen, im Kreis zu stehen, ohne dass sich Hände und Arme überkreuzen.
	Kognitive Spiele	„Ich packe einen Koffer". Ein Teilnehmer beginnt, indem er sagt: „Ich packe meinen Koffer und nehme eine Hose mit". Der nächste Mitspieler beginnt wieder mit dem Satz: Ich packe meinen Koffer und nehme eine Hose und eine Jacke mit. Der dritte Teilnehmer muss nun beides (Hose und Jacke) wiederholen und darf dann einen weiteren Gegenstand seiner Wahl in den Koffer packen.
	Aufmerksamkeitsspiele	„Stille Post". Ein Teilnehmer denkt sich ein Wort aus und flüstert es seinem Nachbar einmal leise ins Ohr. So geht es der Reihe nach weiter. Die Reihe endet mit dem Spieler, der sich das Wort ausgedacht hat und jetzt das ihm zugeflüsterte Wort laut nennt.
Beispiele fürs Einzeltraining	Bewegungsspiele	– Tischtennis – Tischfußball
	Kognitive Spiele	„Spuk 7". Der Trainer und das Kind zählen abwechselnd laut von 1 bis 100. Anstelle der 7 muss der Spieler „Spuk" sagen. Also: eins, zwei, drei, vier, fünf, sechs, Spuk, acht! Alle Zahlen, in denen eine 7 enthalten ist, müssen auf diese Weise ersetzt werden. Das Spiel kann man noch erschweren, indem die Multiplikation von 7 zusätzlich durch das Wort „Spuk" ersetzt werden muss (also 14, 21, 28, …).
		„Wortschlange". Der erste Spieler beginnt und nennt ein Wort, z. B. Teller. Der nächste Spieler muss so schnell wie möglich ein Wort mit dem Endbuchstaben nennen, z. B. Rose. Und so geht es weiter.

Stundenprotokoll

Das Stundenprotokoll (vgl. z.B. Material K IV) wird am Ende der jeweiligen Sitzung von allen Teilnehmern ausgefüllt. Es dient der Prozessevaluation und zur Erfolgskontrolle des Trainings. Es kann für jede Sitzung ausgewertet werden. Die Ergebnisse verdeutlichen, in welchen Sitzungen die Kinder sich besonders wohl oder auch unwohl gefühlt haben.

Die Stundenprotokolle werden vom Trainer verteilt. Die Kinder werden gebeten diese auszufüllen. Dabei sollte der Trainer kurz darauf eingehen, wie der Bogen aufgebaut ist und was die Kinder genau machen sollen.

Hinweis:

Der Trainer sollte Probleme, die im Stundenprotokoll geschildert werden, möglichst anonym und vorsichtig in der nächsten Sitzung ansprechen. Sollte dies den Kindern zu unangenehm sein, kann auch ein Einzelgespräch stattfinden, um die Probleme zu klären. Die Ergebnisse der Stundenprotokolle können im Abschlussgespräch für jedes Kind zur individuellen Trainingsauswertung hinzugenommen werden. Sollten die Kinder sich aber nicht trauen, diese anzukreuzen, kann man auch vereinbaren, dass diese Rückmeldungen erst mal sicher verwahrt werden und am Ende besprochen werden. Wählt man einen Code, um die Befragung anonym zu gestalten, kann nur eine Einschätzung der Akzeptanz in der Gruppe erfolgen.

Kapitel 6

Trainingssitzungen

Das Training für die Kinder setzt sich aus sechs Sitzungsterminen zusammen. Im Folgenden werden zur besseren Übersichtlichkeit für jede Sitzung die benötigten Materialien vorangestellt. Instruktionen, die sich zur Einführung bzw. Verdeutlichung als hilfreich erwiesen haben, werden beispielhaft wörtlich in Kästen wieder gegeben. Im Kapitel 3.9 sind die wiederkehrende Elemente genau erläutert worden, weil sie regelmäßig im Trainingsablauf vorkommen. In der ersten und zweiten Sitzung sind die Instruktionen im Kasten dieser Elemente dennoch zur Erinnerung mit aufgeführt. Ab Sitzung 3 ist lediglich das wiederkehrende Element mit Zeitangabe kurz erwähnt. Dem Training geht eine intensive diagnostische Phase voraus; das Vorgehen wurde bereits im Kapitel 3 beschrieben. In Tabelle 5 ist nochmals kurz zusammengefasst, welche Materialien für die diagnostischen Sitzungen auf der CD-ROM zu finden sind.

Tabelle 5: Materialien für die diagnostischen Sitzungen

Material	Inhalt
D 1	Arztbogen
D 2	Wochenblatt Schmerz
D 3	Belohnungsvertrag zur Trainingsteilnahme

6.1 Sitzung 1: Woher kommen meine Schmerzgeister?

Material		Inhalt
Wollknäuel		Kennenlernspiel
Flipchart		Gruppenregeln
Material K I	Vorlage für Flipchart	Happy-Pingu
Entspannungsmusik und Matten		Fantasiereise: Am Strand
Material K 1.1	vgl. Arbeitsheft	Abmachung
Material K 1.2	vgl. Arbeitsheft	Belohnungskarte
Material K 1.3	laminierte Kärtchen	Schmerzgeister
Material K 1.4	laminierte Kärtchen	Schmerzgeist-Joker
Material K 1.5	vgl. Arbeitsheft	Schmerzgeister
Material K 1.6	Kärtchen zum Einkleben ins Arbeitsheft	Schmerzgeister
HA 1	vgl. Arbeitsheft	Entspannung für zu Hause I „Entspannungs-Durchblicker"
Material K III		Bauchschmerztagebuch „Happy"
Material K IV		Stundenprotokoll

Begrüßung (2 Minuten)

Zu Beginn werden die allgemeinen Rahmenbedingungen des Trainings, die ja bereits in den Erstgesprächen angesprochen wurden, nochmals kurz zusammengefasst.

> „Schön, dass ihr alle zu unserem gemeinsamen Training gekommen seid. Wir werden uns an sechs Nachmittagen treffen, um gemeinsam zu lernen, was ihr gegen eure Bauchschmerzen tun könnt. Wir wollen herausfinden, was man alles machen kann, um sich wohler zu fühlen. Zunächst wollen wir uns aber näher kennenlernen."

Kennenlernspiel „Wollknäuel" (15 Minuten)

Als Einstieg sollte in der Gruppe mit einem Kennenlernspiel begonnen werden, damit die Kinder ihre Berührungsängste verlieren. Die Art des Kennenlernspiels kann frei variieren. Wichtig ist, genügend Zeit einzuplanen, damit die Kinder auch die Möglichkeit haben, sich auf die neue Situation einzustellen.

Ziele:
- Berührungsängste verlieren
- Aufbau eines vertrauensvollen Umgangs

Vorgehen: Der Trainer hat ein Wollknäuel in der Hand und stellt sich kurz vor (Name, Wohnort, Tätigkeit, Hobbies). Der Endfaden des Wollknäuels wird vom Trainer festgehalten. Dann wirft er den Wollknäuel einem Kind zu, das sich jetzt ebenfalls vorstellen soll (Name, Alter, Klasse, Hobbies). Dies wird solange fortgesetzt bis sich jedes Kind vorgestellt hat. Anschließend wird das so entstandene Wollnetz umgekehrt wieder entflechtet. Dabei soll jeder den Namen des Vorgängers sowie dessen Hobbies kurz nennen. Natürlich können – neben dem Namen – auch andere Aspekte für ein kurzes Kennenlernen, herausgegriffen oder um diese erweitert werden wie z. B.

die Lieblingsmusik oder was man gar nicht mag. *Hinweis:* Es sollte an dieser Stelle aber noch nicht so sehr auf die Bauchschmerzproblematik eingegangen und Fragen dazu nicht mit aufgenommen werden. Im Folgenden sind einige alternative Kennenlernspiele genannt.

Alternative Kennenlernspiele

- Jedes Kind bringt ein Foto von sich selbst mit. Der Trainer beginnt und zieht ein Foto und fragt das Kind, z. B. nach seinem Hobby, Alter oder in welche Klasse es geht. Danach darf das Kind ziehen und so weiter. Wenn alle sich vorgestellt haben, kann der Trainer zum Beispiel allgemeine Fragen zu den Vorstellungen stellen (z. B. wer weiß, wer in der Gruppe schon xx Jahre alt ist oder zur Schule yy geht).
- Interviewspiel: Die Kinder werden in Paare eingeteilt und interviewen sich gegenseitig zu ihren Hobbies, Schule etc. Die Ergebnisse des Interviews können auf Karteikarten notiert werden. Nachher stellt jeder seinen jeweiligen Interviewpartner der Gruppe vor.
- Die Kinder werden in zwei Gruppen eingeteilt, indem z. B. abgezählt wird. Dann werden verschiedene Eigenschaften vorgegeben, nach denen sich die Kinder der jeweiligen Gruppe so schnell wie möglich richtig sortieren sollen (z. B. Anfangsbuchstabe Vorname, Alter, Größe, Helligkeit der Haarfarbe).

Gruppenregeln (15 Minuten)

Ziele:
- Förderung eines fairen Umgangs miteinander
- Schaffen einer angenehmen Arbeitsatmosphäre

Vorgehen: Der Trainer verdeutlicht zunächst die Bedeutung von Gruppenregeln und deren Einhaltung für den gemeinsamen Umgang. Die Kinder werden nach ihren konkreten Ideen gefragt, welche Regeln dazu beitragen, dass alle gemeinsam zusammenarbeiten und viel Spaß zusammen haben. Der Trainer schreibt die Vorschläge dann an die Tafel. Falls die Kinder keine Ideen haben, fängt der Trainer mit einem konkreten Vorschlag an. Es sollten mindestens vier bis fünf Vorschläge gesammelt werden. Dann sollten die Kinder darüber abstimmen, welche zwei bis drei Regeln

verbindlich aufgestellt werden sollen. Hierzu kann sich jeder entweder eine Regel aussuchen oder es werden unterschiedliche Punktzahlen (2 Punkte für die wichtigste Regel; 1 Punkt für die zweitwichtigste Regel) vergeben. Die Regeln, die die meisten Stimmen auf sich vereint haben, werden dann anschließend auf einem Flipchart festgehalten und hängen bei jedem Termin an der Wand. Bei Nichteinhalten der Regeln sollte der Trainer stets darauf verweisen.

Beispiele für Gruppenregeln

- Wer Fragen hat, soll diese in der Gruppe stellen.
- Wir lachen einander nicht aus.
- Wir lassen den anderen ausreden.
- Wir bleiben ruhig auf den Stühlen sitzen.
- Wer etwas sagen möchte, meldet sich.

Hinweis:

Es hat sich bewährt, die Kinder selber Regeln nennen zu lassen. Je nach Gruppenzusammensetzung kann der Trainer auch eine Regel auswählen, die für die Gruppenzusammenarbeit ganz zentral ist, aber vielleicht noch nicht von den Kindern genannt wurde. Manchmal werden auch unangemessene Vorschläge gemacht; diese sollte man direkt in der Gruppe diskutieren und prüfen lassen, ob sie hilfreich bei der gemeinsamen Zusammenarbeit sind. Nach der Abstimmung sollten die Kinder die Regeln unterschreiben, um den verbindlichen Charakter der Vereinbarung zu betonen. Wenn Fotos zur Verfügung stehen (aus dem Kennenlernspiel oder eine Kamera zur Hand ist), können diese auf das Flipchart mit den Gruppenregeln geklebt werden.

Arbeitsheft und Belohnungskarte (7 Minuten)

Ziele:
- Förderung der Mitarbeit in den Sitzungen
- Motivation zur Erledigung der Hausaufgaben aufbauen

Vorgehen: Die Kinder erhalten ein Arbeitsheft mit allen Materialien für das gesamte Training (vgl. CD-ROM). Das Arbeitsheft soll von den Kindern zu jedem Treffen mitgebracht werden. Ihnen wird verdeutlicht, dass in dieser Mappe alles was in der Sitzung besprochen wird, zusammengetragen wird und sie am Ende des Trainings ihr eigenes Heft mit Tipps zum Umgang mit den Bauchschmerzen gestaltet haben.

> **Hinweis:**
>
> Alternativ kann auch in jeder Sitzung die Mappe mit neuen Materialien ergänzt werden. Die Vorgabe eines gebundenen Heftes hat sich aber bewährt, da dadurch mehr Ruhe in die Gruppenarbeit kommt und die Materialien immer vorhanden sind. Die Kinder blättern auch in den Materialien und schauen nach, was denn „noch so alles kommt".

Im Arbeitsheft befindet sich eine Abmachung (vgl. Material K 1.1), die zwischen jedem Teilnehmer und dem Trainer abgeschlossen wird. Ziel ist, die aktive Teilnahme sowie die regelmäßige Erledigung der Hausaufgaben zu fördern. Den Kindern wird erklärt, dass sie durch ihre Mitarbeit in den einzelnen Sitzungen sowie durch das Erledigen von Hausaufgaben von einer zur nächsten Sitzung Punkte auf der Belohnungskarte sammeln können. Die Kinder sollen dann die Belohnungskarte (vgl. Material K 1.2) aufschlagen. Der Trainer erläutert nun genauer die Kriterien für die Punktevergabe: Punkte für die *Mitarbeit* (pro Kind maximal 2 Pingus pro Sitzung) werden am Ende pro Sitzung vergeben und in Spielminuten pro Sitzung umgerechnet (2 Pingus = 1 Minute). Diese Spielminuten werden dann in der Gruppe gegen Ende jeder Sitzung auch sofort eingelöst. Die Punkte (Pingus) für erledigte Hausaufgaben werden zu Beginn einer jeden Sitzung vergeben und in der letzten Sitzung für jedes Kind aufsummiert. Je nach erreichter Punktzahl erhält das Kind nach Abschluss des Trainings dann die im Erstgespräch vereinbarte Belohnung von den Eltern (vgl. Kapitel 3.4).

> „Nun erhält jeder sein eigenes Arbeitsheft und da könnt ihr auch gleich euren Namen drauf schreiben. Wir nennen es das Pingu-Heft. Da steht schon ganz viel drin, was wir hier besprechen werden und auf einigen Seiten ist auch noch viel Platz. Im Laufe des Trainings werden wir die Lücken gemeinsam ausfüllen. *Wichtig ist, dass ihr euer Pingu-Heft zu jeder Sitzung mitbringt.*
>
> Da ihr im Training viel leistet, habt ihr dafür auch eine Belohnung verdient. Wenn ihr euch

erinnert, dann wurde bereits ein Vertrag zwischen euch und euren Eltern abgeschlossen, dass ihr aktiv am Training teilnehmt und regelmäßig eure Hausaufgaben erledigt. Wichtig im Training ist auch eure Mitarbeit. Deswegen vereinbaren wir jetzt in einer Abmachung *(vgl. Material K 1.1)*, dass ihr eure Mitarbeit in Spielminuten für die Gruppe einlöst. Wie die Punktevergabe nun genau funktioniert erzähle ich euch jetzt. Schlagt dafür bitte die Belohnungskarte *(vgl. Material K 1.2)* auf: Punkte für die Mitarbeit werden in Spielminuten umgewandelt. Jeder von euch kann höchstens 2 Pingus für tolle Mitarbeit erhalten. Und 2 Pingus ergeben dann 1 Spielminute. Am Ende jeder Sitzung dürft ihr dann gemeinsam spielen. Die Punkte (Pingus) für erledigte Hausaufgaben werden in unserer letzten Sitzung (also Sitzung 6) für jeden von euch zusammen gezählt. Je nach erreichter Punktzahl erhaltet ihr dann nach Abschluss des Trainings die im Erstgespräch vereinbarte Belohnung von euren Eltern (vgl. Kapitel 3.4)."

Im Anschluss daran unterschreiben jeweils Trainer und Kind die Abmachung (vgl. Material K 1.1).

> **Hinweis:**
>
> Das Sammeln von Spielminuten für die Gruppe hat sich bewährt, da es den Zusammenhalt in der Gruppe steigert. Stört ein Kind in der Gruppe ganz massiv, dann kann auch überlegt werden, dass dieses Kind weniger Spielminuten als die anderen Trainingsteilnehmer erhält.

Schmerzgeister: Auslöser von Bauchschmerzen (20 Minuten)

Ziele:
* Wissen über Auslöser der Bauchschmerzen
* Emotionale Entlastung durch gegenseitigen Austausch

Vorgehen: An der Tafel sehen die Kinder den Happy-Pingu (Flipchart; vgl. Material K I). Er hat sehr häufig heftige Bauchschmerzen, ist aber dennoch ein fröhlicher Pinguin. Auf den Happy-Pingu zeigen zahlreiche Pfeile. Sie symbolisieren, dass viele Auslöser auf den Pingu einwirken und zu Bauchschmerzen führen. Die Auslöser werden für die Kinder Schmerzgeister genannt. Wichtige Schmerzgeister können z. B. Ernährung

(z. B. zu viel Obst oder Obstsäfte) und Lebensweise, wie ohne Frühstück aus dem Haus gehen oder kein Mittagessen einnehmen, sein. In der Mitte des Stuhlkreises werden laminierte Kärtchen (vgl. Material K 1.3) mit verschiedenen Schmerzgeistern hingelegt (Darstellung sowohl bildlich als auch schriftlich). Die Kinder haben nun die Aufgabe sich ihre Schmerzgeister heraussuchen, indem sie sich die entsprechende Karte aussuchen. Wenn den Kindern zusätzliche einfallen, können sie den Schmerzgeist-Joker (vgl. Material K 1.4) einsetzen und ihren Auslöser dann genau benennen. Anschließend befestigen die Kinder die Schmerzgeister an den Pfeilen, die auf den Happy-Pingu zeigen. Jedes Kind präsentiert kurz an der Tafel seine Schmerzgeister und erzählt den anderen Kindern, was bei ihm Bauchschmerzen auslösen kann.

Hinweis:

Auf Material K I findet sich eine Vorlage für den Happy-Pingu. Diese Vorlage kann entweder durch Kopieren vergrößert oder auch auf einem Flipchart abgezeichnet werden. Bei der Besprechung der Schmerzgeister kann der Trainer auch ergänzen und nicht genannte Auslöser nochmals erläutern. Das hilft einigen Kindern neue Zusammenhänge zu entdecken, die sie vorher noch nicht gesehen haben.

Individuelle Schmerzgeister (10 Minuten)

Nachdem die Kinder die allgemeinen Schmerzgeister kennengelernt haben, werden sie in der Gruppe feststellen, dass es neben vielen Gemeinsamkeiten auch Unterschiede zwischen ihnen gibt. Der Trainer sollte beides nochmals herausarbeiten und verdeutlichen. Die Kinder lernen dadurch zum einen, dass sie mit ihrem Problem nicht allein sind, und zum anderen, dass es persönliche Besonderheiten gibt. Der Transfer von den allgemeinen Grundlagen zu den individuellen Auslösern ist sehr zentral für die Kinder, damit sie gezielt mit ihrer eigenen Situation umgehen lernen.

Ziel:
• Wissensaufbau bzw. -erweiterung über persönliche Auslöser

Vorgehen: Jedes Kind findet in seinem Arbeitsheft den Happy-Pingu (vgl. Material K 1.5). In der

Mitte des Stuhlkreises liegen nun kleine Kärtchen, auf denen Schmerzgeister (vgl. Material K 1.6) abgebildet sind. Die Kinder sollen in ihrem Arbeitsheft die Seite 7 (Material K 1.6) aufschlagen. Dann sucht sich jedes Kind seine individuellen Schmerzgeister noch einmal heraus und klebt diese in sein Arbeitsheft. Das Material K 1.6 sollte am besten bereits vor Beginn der ersten Sitzung auf einem separaten Tisch bereit liegen.

„In eurem Arbeitsheft ist der Happy-Pingu abgebildet (vgl. Material K 1.5). Eben haben wir gelernt, was alles Bauchschmerzen auslösen kann. Euch ist vielleicht aufgefallen, dass einige von euch Schmerzgeister genannt haben, die andere gar nicht kennen oder die für euch ganz harmlos sind. Es gibt also Unterschiede zwischen euch. Wichtig ist ja, dass jede/r seine persönlichen Schmerzgeister kennt. Ich lege euch wieder alle Schmerzgeister in die Mitte (vgl. Material K 1.6) und ihr wählt euch diejenigen, die bei euch Bauchschmerzen machen, und klebt sie in euer Arbeitsheft."

Hinweis:

Durch die ausführliche Anamnese liegen Informationen zu den individuellen Auslösern vor. Sollen diese nicht ausreichend durch die Kärtchen abgedeckt werden, können auch weitere Bilder hinzukommen. Es kann durchaus sein, dass die Kinder noch wenige Ideen haben, was ihre Auslöser sind. Die individuellen Auslöser können im Verlauf des Trainings dann noch ergänzt werden.

Einführung: Entspannung mit Fantasiereise (3 Minuten)

Ziel:
• Entspannung (Fantasiereise) als Bewältigungsstrategie (Pingu-Trick) kennenlernen

Vorgehen: Jedes Kind soll sich eine Isomatte holen, die Schuhe ausziehen und sich rücklings auf die Matte legen. Der Trainer sollte darauf achten, dass der Abstand zwischen den Matten mindestens eine Armlänge beträgt, damit die Kinder sich während der Fantasiereise nicht berühren können, und der Raum etwas abgedunkelt ist. Der Trainer liest dann die Fantasiereise „Am Strand" vor (vgl. Kasten).

„Ihr habt gerade eure Schmerzgeister herausgefunden und nun wollen wir ja auch wissen, wie man sich vor Schmerzgeistern schützen kann, damit Bauchschmerzen gar nicht erst entstehen können. Dafür lernt ihr heute den ersten Pingu-Trick kennen."

„Heute zeige ich euch den Pingu-Trick: Fantasiereise – Am Strand. Was meine ich damit?

War einer von euch schon einmal am Meer und es gab dort einen Sandstrand?! … Beschreibt mir mal einen Strand. Das kann ein Strand sein, an dem ihr schon einmal gewesen seid oder einer wie ihr ihn euch vorstellt. …"

„In der Geschichte, die ihr gleich hören werdet, könnt ihr erleben, wie es ist, an einem wunderbaren Sandstrand zu sein. Alles, was ihr dafür braucht, ist eure Fantasie. Jeder holt sich jetzt eine Matte und legt sich hin, es soll ganz bequem sein."

„Und nun hört zu, lasst die Geschichte auf euch wirken. Ihr könnt eurer Fantasie nun freien Lauf lassen."

Fantasiereise – Am Strand (ca. 8 Minuten)

Legt euch nun ganz bequem auf den Rücken. Die Arme liegen neben dem Körper, die Beine sind lang ausgestreckt. Schließt nun eure Augen. Ganz entspannt liegt ihr da … Vielleicht wollt ihr eure Lage noch einmal ein wenig verändern, damit ihr es ganz bequem habt.

Beobachte nun deinen Atem … Beobachte, wie er ganz von selbst kommt und geht. Er geht ein und aus.

Stell dir nun vor, du bist an einem goldgelben Strand. Du blickst auf das Meer. Du siehst wie das Meer von der Sonne angestrahlt wird. Es funkelt und glitzert in wunderschönen Farben.

Du stehst mit nackten Füßen im warmen weichen Sand, du fühlst dich wohl. Du spürst auf deiner Haut einen ganz leichten Wind, er ist ganz angenehm, ganz leicht und du genießt dieses angenehme Gefühl.

Du kannst den Wind spüren und genießt es. Du breitest die Arme aus und versuchst dich zu strecken und zu recken – dich ganz groß zu machen, damit du den leichten, angenehmen Wind überall spüren kannst.

Du merkst, wie wohl du dich fühlst – du vergisst deine Schmerzen und alles, was dich ärgert … du denkst nur an schöne Dinge … ein Gefühl von Ruhe und Frieden erfüllt dich und lässt deinen Atem noch tiefer und leichter fließen, ganz von selbst … ein und aus.

So weit das Auge reicht, siehst du Sand und Meer. Nur ein Schwarm Seevögel spielt nicht weit von dir mit den Wellen. Du bekommst Lust, am Strand entlang zugehen … die Vögel zeigen dir den Weg.

Vielleicht schlenderst du einfach so dahin und spürst den Sand unter deinen Füßen … vielleicht möchtest du auch rennen und hüpfen, dich drehen und im Sand herumtollen. Tu einfach das, was dir gefällt.

Nach einer Weile wirst du müde … du legst dich hin und merkst wie dein Körper ein kleines Stück in den Sand einsinkt und einen Abdruck hinterlässt. Du spürst genau deinen Kopf, … deine Arme, … Rücken … und Beine, wie sie im warmen Sand aufliegen und gehalten werden.

Arme und Beine sind angenehm warm … wärmende Sonnenstrahlen umhüllen dich. Ein Gefühl von Ruhe und Frieden erfüllt dich und lässt deinen Atem noch tiefer und leichter fließen, ganz von selbst … ein und aus.

Du spürst den angenehmen leichten Wind auf deinem Gesicht. Du hörst das sanfte Rauschen der Wellen … du atmest die frische Meeresbrise tief ein und pustest sie durch den Mund wieder aus … Jeder Atemzug gibt dir neue Kraft.

Du schaust verträumt in den blauen Himmel ... deine Augen verfolgen kleine weiße Wölkchen, die langsam vorbeiziehen, als hätten sie alle Zeit der Welt.

Auch du hast Zeit und Ruhe. ... Zeit, den Wellen zu lauschen, wie sie gleichmäßig kommen und gehen ... genau wie dein Atem ... gleichmäßig ein und aus. Du genießt dieses wohlige Gefühl von Ruhe und Entspannung im weichen, warmen Sand.

Du merkst, wie wohl du dich fühlst – du vergisst deine Schmerzen und alles, was dich ärgert ... du denkst nur an schöne Dinge ... ein Gefühl von Ruhe und Frieden erfüllt dich und lässt deinen Atem noch tiefer und leichter fließen, ganz von selbst ... ein und aus.

Du spürst neue Kraft in dir. Du genießt dieses angenehme Gefühl, alles scheint nun möglich zu sein. Du spürst neue Kraft, neue Energie.

Wenn ich jetzt von drei nach eins rückwärts zähle, fühlt ihr euch bei eins angekommen munter und frisch.

3 – 2 – 1 – und Augen auf. Reckt und streckt euch. Bewegt eure Finger und Füße ... Streckt und räkelt euch als wärt ihr gerade aufgewacht ... atmet tief ein und aus ... streckt euch noch einmal richtig, bis ihr wieder ganz wach seid.

Folgende schwierige Situationen treten manchmal während der Entspannung auf:
- Es fällt jemandem schwer, die Augen zu schließen: Das Kind soll es zunächst probieren und wenn es gar nicht geht, die Übung mit geöffneten Augen durchführen. Dabei soll es sich auf einen bestimmten Punkt an der Decke konzentrieren und dort hin schauen. Es ist darauf zu achten, dass sich andere Kinder nicht dadurch beobachtet fühlen.
- Es wird unruhig im Raum: Der Trainer sollte mit ruhiger Stimme verdeutlichen, wie schön, die Entspannung sein kann, wenn alle ruhig bleiben.
- Ein Kind fängt an zu lachen: Der Trainer sollte in diesem Fall zu dem Kind gehen, ruhig mit dem Kind sprechen, dass die anderen Kinder gerne weiter entspannen wollen. Wenn das Kind sich nicht beruhigen kann, sollte das Kind für die Entspannungsübung den Raum verlassen.

Hinweis:
Unsere Erfahrungen haben gezeigt, dass die Kinder die Entspannungsübungen sehr gerne machen und Störungen sehr selten vorkommen.

Auswertung der Übung: Fantasiereise (5 Minuten)

Im Arbeitsheft ist der „Entspannungs-Durchblicker" abgebildet (vgl. Material HA 1). Der Trainer liest die Fragen im „Entspannungs-Durchblicker" vor. Dann bittet er die Kinder, den Bogen für die Fantasiereise und somit den Tag 1 auszufüllen. Im Anschluss daran soll noch einmal jedes Kind erzählen, ob es sich gut entspannen und die Situation gut vorstellen konnte. Eventuell aufgetretene Schwierigkeiten bei der Übung sollten direkt besprochen werden.

Hausaufgabe: Fantasiereise (2 Minuten)

Ziel:
- Erlernen von Entspannung im Alltag

Vorgehen: Die Kinder haben von der vorherigen Übung noch ihr Arbeitsheft (Entspannung für zu Hause „Entspannungs-Durchblicker", vgl. Material HA 1) aufgeschlagen. Der Trainer erklärt, dass als Hausaufgabe die Fantasiereise mindestens jeden zweiten Tag durchgeführt und die Beobachtungen im Arbeitsheft notiert werden sollen. Dafür gibt es dann zu Beginn der nächsten Sitzung 2 Belohnungspunkte.

Hinweis:
Manchen Kindern hilft es, die Hausaufgaben als Wohlfühlaufgaben zu benennen.

„Jeder erhält die Fantasiereise auf CD mit nach Hause. Es wichtig, dass ihr mindestens alle zwei Tage die Fantasiereise (Material HA 1) hört, um euch zu entspannen. In eurem Arbeitsheft findet ihr den „Entspannungs-Durchblicker" (Entspannung für zu Hause I, Material

HA 1). Auf dem „Entspannungs-Durchblicker" sollt ihr eure Beobachtungen notieren und mir dann beim nächsten Treffen erzählen, wie das mit der Entspannung geklappt hat. Denkt daran: Auch Entspannung will gelernt sein. Nehmt euch Zeit für die Entspannung, dunkelt vielleicht euren Raum ab und gebt anderen Bescheid, dass ihr jetzt nicht gestört werden wollt. Dann legt ihr euch auf den Rücken – so wie eben – und genießt die Reise. Ihr werdet sehen, wenn ihr die Entspannung regelmäßig übt, dann könnt ihr sie auch einsetzen, wenn ihr Bauchschmerzen habt."

Hinweis:

Falls es Ihnen nicht möglich sein sollte, eine CD mit dieser Fantasiereise aufzunehmen, so können auch andere, bereits selber durchgeführte Fantasiereisen angewendet werden. Es geht nicht primär darum, dass genau diese Version einer Fantasiereise durchgeführt wird, sondern vielmehr, dass die Kinder merken, dass ihnen Entspannung gut tut.

Hausaufgabe: Bauchschmerztagebuch „Happy" (2 bis 5 Minuten)

Ziele:
* Motivation zur regelmäßigen Durchführung der PMR fördern
* Selbstbeobachtung fördern

Vorgehen: Jedes Kind erhält das Bauchschmerztagebuch „Happy" zum Ausfüllen für die nächste Woche (vgl. Material K III) mit nach Hause.

Belohnungskarte ausfüllen und Spielminuten einlösen (5 bis 10 Minuten)

Ziele:
* Feedback für die Mitarbeit der Kinder
* Motivationssteigerung

Vorgehen: Die Kinder schlagen die Belohnungskarte (vgl. Material K 1.2) im Arbeitsheft auf. Der Trainer hat einen Stempel oder besondere Sticker, geht zu jedem Kind und verteilt die Punkte. Dabei wird nochmals kurz erläutert, warum das Kind wie viele Punkte erhält. Zu Beginn sollte der Trainer eher großzügig bei der Vergabe

der Punkte sein, damit die Kinder motiviert werden mitzumachen. Daher sollten vor allem auch die positiven Aspekte zurückgemeldet werden.

Stundenprotokoll *(Material K IV)* ausfüllen (2 Minuten)

Ziel:
* Prozessevaluation

Vorgehen: Die Stundenprotokolle werden verteilt und die Kinder gebeten diese auszufüllen. Dabei sollte der Trainer kurz darauf eingehen, wie der Bogen aufgebaut ist und was die Kinder genau machen sollen.

Hinweis:

Die Ergebnisse der Stundenprotokolle können im Abschlussgespräch für jedes Kind zur individuellen Trainingsauswertung hinzugenommen werden. Sollten die Kinder sich aber nicht trauen, diese anzukreuzen, kann man auch vereinbaren, dass diese Rückmeldungen erst mal sicher verwahrt und am Ende besprochen werden. Wählt man einen Code, um die Befragung anonym zu gestalten, kann nur eine Einschätzung der Akzeptanz in der Gruppe erfolgen.

Hinweise zur Einzeltherapie

Ziel der ersten Einzelsitzung ist es, dass das Kind genau die Situationen benennen kann, in denen es Schmerzen hat und merkt, dass es in der Lage ist, sich zu entspannen. Die Hausaufgaben sollen dabei helfen, sich öfter zu entspannen. Der Aufbau der Einzelsitzung ist identisch mit dem Aufbau der Gruppensitzung.

Das *Kennlernspiel* sollte eher im Rahmen eines Gesprächs realisiert werden.

Bei der Übung *Schmerzgeister: Auslöser meiner Bauchschmerzen* werden dem Kind die Auslöser vorgelesen und gezeigt. Es wird erläutert, dass andere Kinder diese als Auslöser benannt haben. Nun soll das Kind prüfen, ob es die gleichen Schmerzgeister bei sich entdeckt oder vielleicht noch andere. Für die anderen Schmerzgeister gibt es die allgemeine Schmerzgeisterkarte, die das Kind dann benennen kann. Beide Übungen zu den Schmerzgeistern aus dem Gruppentraining werden so in der Einzeltherapie zusammengefasst. Einleitend wird erläutert, was Schmerzgeister sind und dann kann das Kind sofort seine Schmerzgeister auswählen, ergänzen und anschließend in sein Arbeitsheft kleben. Dabei soll das Kind immer etwas zu seinen Schmerzgeistern sagen („Wie oft kommen die vor?"; „Wie schlimm sind dann die Bauchschmerzen?" etc.).

Hinweis:
Wenn aus der Anamnese mit den Eltern noch weitere Auslöser bekannt sind, diese aber vom Kind nicht ausgewählt werden, sollten diese auch gezielt herausgesucht und das Kind nochmals zu seiner Einschätzung gefragt werden.

6.2 Sitzung 2: Paula und der Stress

Material		Inhalt
Tafel		Fragen für Blitzrunden
Tafel		Fragen zur Auswertung des Comics „Paula Eilig"
Flipchart aus Sitzung 1		Gruppenregeln
Material K I	Flipchart aus Sitzung 1	Happy-Pingu mit Auswahl von Schmerzgeistern
Material K II	Flipchart	Schmerztor
Matten		PMR
Material K 2.1	Comic	„Paula Eilig"
Material K 2.2	vgl. Arbeitsheft	Aufgabe zum Comic: „Paula Eilig"
Material K 2.3	laminierte Kärtchen	Situationskärtchen Schmerztor
Material K 2.4	vgl. Arbeitsheft	Schmerzgeister können mir nichts anhaben!
Material K 2.5	laminiert für das Schmerztor (vgl. Material K II)	Pingu-Trick: Fantasiereise
Material K 2.6	Kärtchen zum Einkleben ins Arbeitsheft	Pingu-Trick: Fantasiereise
Material K 2.7	laminiert für das Schmerztor (vgl. Material K II)	Pingu-Trick: PMR
Material K 2.8	vgl. Arbeitsheft	Hinweise zur Entspannung der Muskeln
Material K 2.9	Kärtchen zum Einkleben ins Arbeitsheft	Pingu-Trick: PMR
Material K 2.10	Schild (laminiert)	Hier wird entspannt!
HA 2	vgl. Arbeitsheft	Entspannung für zu Hause II „Entspannungs-Durchblicker"
Material K III		Bauchschmerztagebuch „Happy"
Material K IV		Stundenprotokoll

Blitzrunden (5 Minuten)

Ziel:
• Offenes, vertrauensvolles Gruppenklima schaffen

Fragen (stehen an der Tafel)
1. Wie war deine letzte Woche? 2. Was haben wir bei unserem letzten Treffen alles besprochen?

Hausaufgaben (5 Minuten)

Ziele:

• Aufrechterhaltung der Motivation
• Verstärkung angemessener Bewältigungsbemühungen
• Unangemessene Bewältigungsstrategien abbauen

Bauchschmerztagebuch „Happy" (Beispielfragen):

• „Was habt ihr in der letzten Woche beobachtet?"
• „Wer will sagen, was er gemacht hat als er Bauchschmerzen hatte?"

„Entspannungs-Durchblicker" (Beispielfragen):

• „Konntet ihr euch beim Hören der Fantasiereise entspannen?"
• „Habt ihr eine Veränderung gespürt?"
• „Wer hat die Fantasiereise gehört als er Schmerzen hatte?"
• „Hat es euch bei euren Bauchschmerzen geholfen?"

Schmerzkurve (5 Minuten)

Ziele:

• Selbstbeobachtung fördern
• Feedback über Verlauf
• Eigenverantwortliche Bewältigungskompetenz steigern

„Ihr füllt jede Woche euer Bauchschmerztagebuch „Happy" aus und gebt es mir dann ab. Damit ihr über das gesamte Training beobachten könnt wie eure Schmerzen sich verändern, werden wir jede Woche diese Schmerzkurve im Arbeitsheft gemeinsam ausfüllen."

(Im Arbeitsheft zeigen) „Im Bauchschmerztagebuch „Happy" habt ihr auch den Schmerzwurm. Er zeigt uns an, wie lange ihr pro Tag Bauchschmerzen hattet. Genau das tragen wir jetzt gemeinsam in die Schmerzkurve ein."

Zusammenhang zwischen Stress und Bauchschmerzen (20 Minuten)

Ziele:

• Wissensvermittlung zur Rolle von Stress
• Förderung der Selbstbeobachtung

Vorgehen: Jedes Kind erhält die Geschichte „Paula Eilig" als Comic (vgl. Material K 2.1). Die Geschichte wird vom Trainer vorgelesen, um in die Thematik Stress einzuführen. Mit ein paar kurzen Fragen („Kann jemand erzählen, worum es in der Geschichte geht?"; „Kennt ihr das auch?") sollte sicher gestellt werden, dass die Kinder die Geschichte verstanden haben. Bei älteren Kindern kann der Comic auch von einem oder zwei Kindern vorgelesen werden. Im Anschluss daran sollen die Kinder die beiden Fragen im Arbeitsheft (vgl. Material K 2.2) (ca. 10 Minuten) beantworten. Aspekte, die dabei genannt werden sollten, sind im folgenden Kasten zusammengestellt.

Was macht Paula falsch?
• Sie hat wegen der Bauchschmerzen nicht gelernt → sie hat Stress → Paula macht nichts gegen ihre Bauchschmerzen, will einfach nur abwarten. • Sie geht ohne Frühstück aus dem Haus. • Paula hat Angst, weil sie nicht gelernt hat → Bauchschmerzen → diese werden schlimmer, weil reale Bedrohung (Achim bekommt Ärger).
Was kann Paula besser machen?
• für die Prüfung mehr lernen • Wecker früher stellen • rechtzeitig aufstehen • einen Plan machen, was genau zu tun ist (z. B. nach Hause kommen, Essen, Hausaufgaben machen) • der Lehrerin am Anfang der Stunde von den Bauchschmerzen berichten

Optional können für diese Aufgabe auch Kleingruppen gebildet werden. Bei jüngeren Kindern, die noch Schwierigkeiten mit dem Schreiben haben, bietet es sich eher an, dass die Kinder sich in einer offenen Runde zu den Fragen äußern. Der Trainer notiert die Antworten an der Tafel.

Im Anschluss daran wird mit den Kindern erarbeitet, warum es wichtig sein kann, Schmerzen im Vorfeld mitzuteilen. Antwort ist, dass dann keiner auf die Idee kommt, dass es eine Ausrede ist und andere dann auch helfen könnten (s. auch Pingu-Trick Material K 6.7).

Hinweis:

Hierbei soll auf die individuellen Erlebnisse der Kinder eingegangen werden, sofern sie darüber reden möchten. Es sollte beachtet werden, dass die Kinder durchaus auch negative Erfahrungen gemacht haben. Dabei ist es wichtig herauszuarbeiten, dass zum Beispiel auch der Zeitpunkt (nicht im Nachhinein erzählen) beachtet werden muss, damit andere einen ernst nehmen. Manchmal tun dies aber die Erwachsenen nicht und dann muss mit den Kindern besprochen werden, wem (z. B. Eltern) sie von den Schmerzen erzählen können.

Schmerzmodell (15 Minuten)

Ziele:
- Verständnis für die Entstehung von Schmerzen
- Hilflosigkeit reduzieren
- Bewältigungsfertigkeiten stärken

Vorgehen: Der Trainer fasst das bisher Gesagte zu Schmerzgeistern und Pingu-Tricks zusammen und gibt eine kurze Zusammenfassung, wie man sich aktuell die Verarbeitung von Schmerzen erklärt. In der Schmerzforschung deuten viele Ergebnisse darauf hin, dass sowohl die Schmerzwahrnehmung als auch das Bewältigungsverhalten das Ergebnis von Lernprozessen, Kognitionen und Emotionen sind und davon erheblich beeinflusst werden. Den Kindern soll verdeutlicht werden, dass nicht jeder Schmerz wahrgenommen werden muss. Hierzu wird den Kindern das Prinzip des Schmerztores in Anlehnung an das Konzept nach Denecke und Kröner-Herwig (2000) erklärt. Der Trainer befestigt das Schmerztor (Flipchart; vgl. Material K II) am Happy-Pingu und erklärt, was das Schmerztor ist und wie es funktioniert. Auf Kärtchen (vgl. Material K 2.3) sind verschiedene Situationen beschrieben. In einigen Situationen schließt sich das Schmerztor (Kärtchen 1 bis 5), in anderen Situationen ist es geöffnet (Kärtchen 6 bis 11). Die Kinder sollen die Kärtchen (Schmerztor schließt sich) am Schmerztor mit Magneten befestigen und kurz begründen, weshalb das Schmerztor sich schließt. Abschließend wiederholt der Trainer, was an der Tafel steht. *Kernaussage dabei ist:* Ist das Schmerztor geschlossen, haben die Schmerzgeister keine Chance, Bauchschmerzen auszulösen. Die Kinder sollen lernen, diesen Zustand herzustellen: „Schmerzgeister machen Bauch-schmerzen. Aber ihr könnt es schaffen, euer Schmerzempfinden mithilfe von Bewältigungsstrategien (Pingu-Tricks) selbst zu beeinflussen."

„Ihr könnt lernen, etwas gegen Schmerzgeister zu tun – ganz alleine könnt ihr das schaffen. Wie komme ich darauf, dass ihr das alleine schaffen könnt?

Ihr habt schon beim letzten Treffen und heute etwas über Schmerzgeister und Pingu-Tricks gehört. Jetzt soll es darum gehen, wie das alles miteinander zusammenhängt. Wir werden das Schritt für Schritt durchgehen. Wenn euch etwas nicht klar ist, dann fragt einfach noch einmal nach.

Zunächst fasse ich noch einmal mithilfe des Happy-Pingus zusammen:
1. Schmerzgeister (Stress, Angst, Ernährung) lösen Bauchschmerzen aus.
2. Pingu-Tricks (z. B. Fantasiereise) verjagen Schmerzgeister.

Jetzt kommt noch etwas Neues dazu: *Das Schmerztor.*

Ganz früher dachte man: Wenn man auf einen spitzen Stein tritt, dann wird Schmerz ganz schnell über die Nervenleitungen bis ins Gehirn geschickt – und zwar in weniger als einer Sekunde. Sobald der Schmerz im Gehirn angekommen ist, ertönt im Gehirn ein Alarmsignal. Erst dann merkt man, dass man Schmerzen hat, man spürt den Schmerz – es tut weh.

Heute weiß man schon mehr darüber: Auf dem Weg ins Gehirn muss der Schmerz eine Art Tor durchlaufen, das zum Gehirn gehört. Ich habe hier ein Tor auf Papier *(Flipchart, Material K II)*. Dieses Tor befestige ich nun neben unserem Happy-Pingu *(Flipchart, Material K I)*. Das Tor kann sich öffnen und schließen. Was hat das nun mit den Bauchschmerzen zu tun? Ihr habt euch doch bestimmt schon mal gefragt, warum ihr manchmal bei Stress Bauchschmerzen bekommt und warum manchmal nicht. Ich werde versuchen, euch das genauer zu erklären. Ich zeige euch das an unserem Happy-Pingu. Das ist so: Ist euer Schmerztor geöffnet, dann kommen die Schmerzgeister (wie Stress, geärgert werden, falsche Ernährung etc.) ganz leicht durch. Ihr bekommt fürchterliche Bauchschmerzen. Doch wenn ihr eure

Pingu-Tricks anwendet, dann werden Schmerzgeister verjagt und euer Schmerztor schließt sich. Die Schmerzgeister haben dann keine Chance, sie kommen nicht durch das Tor und ihr habt keine Bauchschmerzen. Die Schmerzgeister klopfen dann vielleicht noch an das Tor, aber ihr lasst sie nicht herein. Sie können euch dann nichts anhaben. *(Der Trainer zeigt auf die ängstlichen Schmerzgeister auf dem Flipchart „Schmerztor"; Material K II)*.

Mit etwas Übung könnt ihr es ganz allein schaffen, euer Schmerztor zu schließen und fest verschlossen zu halten.

Wir versuchen, das jetzt einmal anzuwenden. Ihr seht hier kleine Kärtchen *(vgl. Material K 2.3)*. Schaut euch mal die Kärtchen auf dem Boden an. Wer weiß, warum ein bestimmtes Kärtchen die Schmerzgeister verjagt oder eben nicht verjagt, nimmt sich das Situationskärtchen. Also: Wann haben Schmerzgeister eine Chance, durch das Tor zu kommen und wann werden sie von uns verjagt? Gerne lese ich euch noch einmal vor, was da drauf steht."

Hinweis:

Bei jüngeren Kindern sollten die Situationen kurz vorgelesen werden.

Persönliches Schmerztor (10 Minuten)

Ziel:
• Eigene Bewältigungsfertigkeiten stärken

Vorgehen: Im Arbeitsheft ist das geschlossene Schmerztor abgebildet (vgl. Material K 2.4). Der Trainer erfragt, welchen Pingu-Trick die Kinder in der letzten Sitzung gelernt haben (Fantasiereise). Nachdem die Kinder geantwortet haben, befestigt der Trainer den laminierten Pingu-Trick: Fantasiereise (vgl. Material K 2.5) am Schmerztor. Anschließend sollen die Kinder den Pingu-Trick „Fantasiereise" (vgl. Material K 2.6) in ihr Arbeitsheft kleben.

„Jeder findet in seinem Arbeitsheft das geschlossene Schmerztor *(vgl. Material K 2.4)*. Ihr wisst ja: Ist es geschlossen, können euch Schmerzgeister nichts anhaben. Welchen Pingu-Trick haben wir bei unserem letzten Treffen kennen gelernt und auch ausprobiert? Genau,

die Fantasiereise *(vgl. Material K 2.5)*. Mit diesem Trick jagt ihr den Schmerzgeistern Angst ein und sie fliegen davon.

Ihr wisst nun, wie ihr Schmerzgeister ganz alleine verjagen könnt, indem ihr nämlich euer Schmerztor ganz fest verschließt zum Beispiel mit der Fantasiereise. Deswegen bekommt jetzt jeder von euch den Pingu-Trick *(vgl. Material K 2.6)* für euer Arbeitsheft. Ihr könnt ihn auf das Schmerztor kleben.

Bei jedem unserer Treffen lernt ihr einen weiteren Pingu-Trick von Happy, der euch dabei helfen soll, das Tor geschlossen zu halten."

Einführung PMR
(nach Ihle & Herrle, 2003) (15 Minuten)

Ziel:
• Progressive Muskelrelaxation (PMR) als Bewältigungstrategie (Pingu-Trick) erlernen

Vorgehen: Die Entspannungsübung wird im Liegen durchgeführt. Bevor mit der Entspannung begonnen wird, verdeutlicht der Trainer den Zweck der Entspannung (Pingu-Trick; vgl. Material K 2.7): Die Entspannung soll langfristig sowohl im Vorfeld als auch in einer akuten Schmerzepisode von den Kindern eingesetzt werden. Dann gibt der Trainer einige Hinweise zur Anleitung (vgl. Material K 2.8); demonstriert, welche Körperteile wie angespannt werden und fordert die Kinder auf, dies kurz nachzumachen. Die Kinder legen sich danach rücklings auf die Matten. Die Arme liegen dicht neben dem Körper. Die Beine sind ausgestreckt. Der Trainer sollte darauf achten, dass keiner die Beine anwinkelt. Die Übung wird durch den Trainer instruiert. Nach Beendigung der Übung sollen die Kinder die Fragen im Arbeitsheft: „Entspannungs-Durchblicker" (vgl. Material HA 2) beantworten. Die Antworten der Kinder können gemeinsam in der Gruppe ausgewertet werden. Anschließend erhalten die Kinder den Pingu-Trick „PMR" (vgl. Material 2.9) zum Einkleben in ihr Arbeitsheft. Darüber hinaus hat es sich bewährt jedem Kind ein Schild mitzugeben: „Hier wird entspannt!" (vgl. Material 2.10), damit es beim Üben nicht gestört wird.

„Jetzt zeige ich euch einen weiteren Pingu-Trick von Happy, um das Schmerztor fest zu verschließen. Wir werden heute und in den nächsten Stunden die Entspannung unserer Muskeln üben. Jeder kann lernen, sich zu entspannen. Nach einigen Übungen werdet ihr bemerken, dass die Schmerzgeister keine Chance haben, durch euer Schmerztor hindurch zu kommen, wenn ihr entspannt und locker seid.

Beim Pingu-Trick „Entspannen der Muskeln" (vgl. Material K 2.7) geht es darum, nacheinander bestimmte Muskeln erst anzuspannen und dann wieder zu entspannen. Wenn ihr fleißig übt, wird es euch nach und nach gelingen, diese Übungen auszuführen ohne dass das jemand merkt. Damit es gut funktioniert, gibt es einige Tipps, die in eurem Arbeitsheft stehen (vgl. Material K 2.8). Wichtig ist Folgendes:
* Entspannungsübung jeden Tag zur gleichen Zeit durchführen,
* bequeme Kleidung tragen,
* Zeit für die Entspannungsübung nehmen,
* ein Schild an die Tür hängen: „Hier wird entspannt!", damit ihr nicht gestört werdet.

Jeder nimmt sich jetzt bitte eine Matte und setzt sich darauf. Bevor wir beginnen, zeige ich euch wie ihr die Muskeln anspannen sollt. Versucht bitte, mir das nachzumachen:
* Hände zur Faust ballen (Beispiele für die Kinder: wie eine Zitrone zerdrücken oder den Saft rauspressen)
* Arme anwinkeln, (sodass die Hände zum Kopf zeigen)
* Arme durchstrecken (als ob ihr nach etwas greifen wollt)
* Augen zukneifen (nicht zu stark!)
* Schultern hochziehen (als ob ihr zeigt: keine Ahnung)
* Luft anhalten (vorher nicht zu tief Luft holen!)
* Beine anspannen: Füße zum Körper ranziehen (die Zehenspitzen sollen zur Decke oben zeigen)
* Waden anspannen: Füße nach unten ziehen (als ob ihr mit den Zehen die Matte erreichen wollt, aber Vorsicht, nicht zu sehr – sonst bekommt ihr einen Krampf)

Jetzt wiederhole ich noch einmal, was ihr tun sollt und ihr zeigt mir dann wie das geht. (Der Trainer wiederholt solange, bis jedes Kind weiß, was es tun muss und gibt gegebenenfalls Hilfestellung).

Wichtig ist, dass ihr immer ruhig weiteratmet, auch wenn ihr etwas anspannt – Ausnahme ist nur die Übung mit dem Anhalten der Luft. Legt euch nun ganz bequem auf den Rücken. Jeder soll um sich herum genügend Platz haben. Die Arme liegen neben dem Körper, die Beine sind lang ausgestreckt."

Anleitung der PMR

Schließt nun eure Augen. Ganz entspannt liegt ihr da. … Vielleicht wollt ihr eure Lage noch einmal ein wenig verändern, damit ihr es ganz bequem habt (2 AZP = zwei Atemzüge Pause).

Beobachtet nun euren Atem. … Beobachtet, wie er ganz von selbst kommt und geht, ganz von selbst. (2 AZP).

Alles ist ganz locker, ganz entspannt, ganz schwer,

alles ist ganz locker, ganz entspannt, ganz schwer … (3 AZP).

Nun ballen wir die rechte Hand zur Faust, ganz fest die rechte Hand zur Faust ballen, auf die Spannung achten, die in der Hand und im Unterarm entsteht … und loslassen – ganz locker, ganz entspannt, ganz schwer. Die rechte Hand ist ganz locker, ganz entspannt, ganz schwer … (3 AZP).

Nun ballen wir beide Hände zur Faust, ganz fest beide Hände zur Faust ballen, auf die Spannung achten, die in den Händen und in den Unterarmen entsteht … und loslassen – ganz locker, ganz entspannt, ganz schwer. Beide Hände sind ganz locker, ganz entspannt, ganz schwer … (3 AZP).

Nun winkeln wir die Arme an, ganz fest die Arme anwinkeln, auf die Spannung achten … und loslassen – ganz locker, ganz entspannt, ganz schwer. Beide Arme sind ganz locker, ganz entspannt, ganz schwer … (3 AZP).

Nun drücken wir die Arme durch, ganz fest die Arme durchdrücken, auf die Spannung achten, die hinten in den Armen entsteht … und loslassen – ganz locker, ganz entspannt, ganz schwer. Beide Arme sind ganz locker, ganz entspannt, ganz schwer … (3 AZP).

Nun kneifen wir die Augen zu, ganz fest die Augen zukneifen, auf die Spannung achten, die um die Augen herum entsteht … und loslassen – ganz locker, ganz entspannt, um die Augen herum ist alles ganz locker, ganz entspannt… (3 AZP).

Nun spannen wir den Hals- und Schulterbereich an, indem wir die Schultern hochziehen, ganz fest anspannen. Auf die Spannung achten, die im Hals- und Schulterbereich entsteht … und loslassen – ganz locker, ganz entspannt, der Hals- und Schulterbereich ist ganz locker, ganz entspannt… (3 AZP).

Nun atmen wir tief ein und halten die Luft an. Wir achten auf die Spannung, die im Brustkorb entsteht … und ausströmen lassen, ganz entspannt weiteratmen. Der Brustkorb ist ganz locker, ganz entspannt … (3 AZP).

Nun drücken wir die Füße zum Boden und spannen die Beine an. Wir achten auf die Spannung, die in den Beinen entsteht … und loslassen. Ganz locker, ganz entspannt, ganz schwer. Die Beine sind ganz locker, ganz entspannt, ganz schwer … (3 AZP).

Nun ziehen wir die Füße zum Körper und spannen die Waden an. Wir achten auf die Spannung, die in den Beinen entsteht … und loslassen. Ganz locker, ganz entspannt, ganz schwer. Die Beine sind ganz locker, ganz entspannt, ganz schwer … (3 AZP).

Wenn ich jetzt von drei nach eins rückwärts zähle, fühlt ihr euch bei eins angekommen munter und frisch.

3 – 2 – 1. Und Augen auf. Reckt und streckt euch. Bewegt eure Finger und Füße … Streckt euch, als wärt ihr gerade aufgewacht. … Atmet tief ein und aus. … Streckt euch noch einmal richtig, bis ihr wieder ganz wach seid.

Die Übung wird anschließend ausgewertet. In der Regel machen die Kinder sehr gerne mit, es kann aber auch vereinzelt zu Schwierigkeiten kommen:
- *Einem Kind ist schwindlig geworden.*
  Dann sollte beim nächsten Mal darauf geachtet werden, dass die Augen geöffnet bleiben.
- *Ein Kind ist sehr müde nach der Entspannungsübung.*
  Das ist eine normale Reaktion. Meist hilft das Strecken, aber auch langsam aufstehen und sich bewegen, laufen, dehnen, strecken.

Hausaufgaben: Bauchschmerztagebuch „Happy" und Dokumentation der Effekte der regelmäßigen Entspannung (5 Minuten)

Ziele:
- Mehrmaliges Durchführen der PMR zu Hause
- Dokumentation der Effekte der PMR
- Effekte der Entspannungsübung benennen können

Vorgehen: Jedes Kind erhält das Bauchschmerztagebuch „Happy" für die nächste Woche zum Ausfüllen. Unsere Erfahrungen haben gezeigt, dass die Kinder eine Tonaufnahme der PMR mit der Stimme des Trainers mit nach Hause bekommen sollten. Die Kinder sollen regelmäßig üben, sich zu entspannen und ihre Beobachtungen im „Entspannungs-Durchblicker" notieren (vgl. Material HA 2, Entspannung für zu Hause II).

Hinweis:

Falls es Ihnen nicht möglich sein sollte, eine CD mit dieser PMR-Übung aufzunehmen, so können auch gegebenenfalls bereits vorhandene Tonaufnahmen genutzt werden. Es geht nicht primär darum, dass genau diese Version einer PMR durchgeführt wird, sondern vielmehr, dass die Kinder merken, dass ihnen Entspannung gut tut.

„Entspannung soll für euch keine lästige Pflicht sein. Sie soll angenehm für euch sein – wie eine Belohnung. Ihr sollt versuchen, euch mindestens einmal am Tag die CD anzuhören und euch dabei entspannen. Die Entspannungsübung soll euch helfen, dass die Bauchschmerzen aufhören und die Schmerzen seltener werden, also: das Schmerztor fest zu verschließen. Wenn ihr jeden Tag die Entspannungsübung macht, werdet ihr entspannter und lockerer sein und die Schmerzgeister haben keine Chance.

Im Arbeitsheft findet ihr den „Entspannungs-Durchblicker" *(vgl. HA 2, Entspannung für zu Hause II)*. Hier sollt ihr eure Beobachtungen notieren und mir dann beim nächsten Treffen von euren Erfahrungen berichten. Das klappt vielleicht nicht alles beim ersten Mal. Aber ihr werdet sehen, wenn ihr die Entspannung regelmäßig übt, dann könnt ihr sie auch einsetzen, wenn ihr Bauchschmerzen habt."

Zum Abschluss der Sitzung 2 füllt der Trainer wieder die *Belohnungskarte* im Arbeitsheft bei jedem einzelnen Kind aus. Daraus ergeben sich die Spielminuten. Zudem füllen die Kinder das *Stundenprotokoll* (vgl. Material K IV) aus.

Hinweise zur Einzeltherapie

Der Aufbau der Einzelsitzung ist identisch mit dem Aufbau der Gruppensitzung.

Das *Comic „Paula Eilig"* soll zusammen mit dem Kind gelesen werden (z. B. mit verteilten Rollen). Anschließend bearbeitet das Kind die beiden Fragen zur Geschichte im Arbeitsheft – das kann auch im Gespräch mit dem Trainer geschehen.

Der Trainer erklärt die Wirkweise des *Schmerzmodells* – wie dies auch im Gruppentraining erfolgte. Das Kind bearbeitet anschließend die Aufgabe zusammen mit dem Trainer: Das Kind soll sich die Situationskärtchen (vgl. Material K 2.3) durchlesen und die dort abgebildeten Situationen, auf dem geschlossenen Schmerztor mit Magneten befestigen. Im geschlossenen Zustand haben die Schmerzgeister keine Chance, Bauchschmerzen auszulösen. Bei jüngeren Kindern sollten die Situationen kurz vorgelesen werden. Die beiden zentralen Botschaften für das Kind sollten wiederholt werden: Schmerzgeister verursachen Bauchschmerzen und mit den Pingu-Tricks kann man diese Schmerzgeister verjagen.

6.3 Sitzung 3: Mit Pingu-Tricks geht es mir besser!

Material		Inhalt
Tafel		Fragen für Blitzrunden
Tafel		Fragen: Wie geht die Geschichte „Paula Eilig" weiter? Was kann Paula tun, um die Schmerzgeister zu verjagen?
Flipchart aus Sitzung 1		Gruppenregeln
Material K I	Flipchart aus Sitzung 1	Happy-Pingu mit Auswahl von Schmerzgeistern
Material K II	Flipchart aus Sitzung 2	Schmerztor mit Pingu-Tricks aus Sitzung 1 und 2
Matten		PMR
Material K 3.1	laminierte Kärtchen	Nahrungsmittel
Material K 3.2	vgl. Arbeitsheft	Ernährungspyramide
Material K 3.3	Kärtchen zum Einkleben ins Arbeitsheft	Nahrungsmittel
Material K 3.4	Comic	„Paula Eilig"
Material K 3.5	leere Blätter zum Beschreiben	Notizen
Material K 3.6	laminiert für das Schmerztor (vgl. Material K II)	Pingu-Trick: Zeitstrukturierung
Material K 3.7	Kärtchen zum Einkleben ins Arbeitsheft	Pingu-Trick: Zeitstrukturierung
Material K 3.8	vgl. Arbeitsheft	Anleitung Pingu-Trick: Schmerzen ausatmen
Material K 3.9	laminiert für das Schmerztor (vgl. Material K II)	Pingu-Trick: Schmerzen ausatmen
Material K 3.10	Kärtchen zum Einkleben ins Arbeitsheft	Pingu-Trick: Schmerzen ausatmen
Material K III		Bauchschmerztagebuch „Happy"
Material K IV		Stundenprotokoll

Zu Beginn der Sitzung 3 werden wie auch in den Sitzungen zuvor, die *Blitzrunden* und das Feedback zu den erledigten *Hausaufgaben* durchgeführt. Der Trainer sollte bei den Hausaufgaben auch die Dokumentation der Effekte der Entspannung auf dem „Entspannungs-Durchblicker" der letzten Woche berücksichtigen. Insgesamt dauern diese Inhalte ca. 10 Minuten.

Schmerzkurve (5 Minuten)

Ziele:
- Selbstbeobachtung fördern
- Feedback über Verlauf
- Eigenverantwortliche Bewältigungskompetenz steigern

Vorgehen: Bei der erstellten Schmerzkurve werden die Kinder u. U. schon sehen, dass sich bei ihnen etwas verändert hat – das sollte positiv verstärkt werden. Sollte sich bei einigen Kindern noch keine positive Veränderung ergeben haben, sollte der Trainer darauf hinweisen, dass es bei jedem unterschiedlich lange dauert, bis sich Veränderungen ergeben können und sie weiter fleißig üben sollen. Generell werden den Kindern verschiedene Tricks vermittelt und sie müssen für sich herausfinden, welcher am besten für sie passt – vielleicht kommt ja noch ein besserer für sie. Auch die anderen Kinder dürfen Tipps geben.

Ernährung und Bauchschmerzen (25 Minuten)

Ziel:
* Zusammenhang zwischen der persönlichen Ernährungsweise und dem Auftreten von Bauchschmerzen kennen lernen

Vorgehen: Nahrungsmittel spielen bei der Auslösung von Bauchschmerzen eine wichtige Rolle. Möglicherweise müssen einige der Kinder bestimmte Nahrungsmittel meiden, um das Auftreten von Bauchschmerzen zu verhindern. Das Thema gesunde Ernährung wird anhand der Ernährungspyramide des Instituts für Kinderernährung erläutert (Alexy, Clausen & Kersting, 2008). Die Pyramide kann als großes Poster an die Tafel gehängt oder an die Tafel gezeichnet werden. In der Regel kann ein bestimmtes Ernährungswissen vorausgesetzt werden und daher sollten die Kinder auch interaktiv ihr Wissen zur Ernährungspyramide mit einbringen können. Der Trainer ergänzt oder korrigiert gegebenenfalls die Informationen der Kinder. Zuerst soll der generelle Aufbau der Ernährungspyramide verdeutlicht werden (Was sagt die Größe der einzelnen Segmente aus?). Eine Auswahl von Nahrungsmittelkärtchen (vgl. Material K 3.1) sollen von den Kindern den jeweiligen Stufen der Pyramide zugeordnet werden. Wesentliches Ziel neben der Verdeutlichung einer gesunden Ernährung ist es, den Zusammenhang zwischen Ernährung und Bauchschmerzen herzustellen. So sollte vor allem bei Obst, Gemüse und fruchthaltigen Getränken die Möglichkeit durch Fructose, Bauchschmerzen zu bekommen, besprochen werden. Bei Süßigkeiten sollte ebenfalls auf den Fructosegehalt aufmerksam gemacht werden (z. B. Gummibärchen). Dabei ist es wichtig zu betonen, dass die Kinder sich darin unterscheiden, wie viel sie vertragen ohne Bauchschmerzen zu bekommen

und auch auf andere Obstsorten ausweichen können, die seltener zu Bauchschmerzen führen (eine entsprechende Tabelle ist in der Elternschulung dargestellt, vgl. Material E 6). Im Vordergrund der Besprechung mit den Kindern sollte der Umgang mit nahrungsmittelbedingten Bauchschmerzen (wie Vermeiden; Austausch; Zufuhr geringerer Mengen) stehen. Anschließend sollen die Kinder ihr Arbeitsheft aufschlagen (vgl. Material K 3.2) und die Kärtchen mit Nahrungsmitteln (vgl. Material K 3.3) ebenfalls der jeweiligen Stufen der Pyramide zuordnen.

Zeitmanagement (10 Minuten)

Ziele:
* Zeitstrukturierung als Bewältigungsstrategie kennen lernen
* Bewältigungsfertigkeiten stärken

Vorgehen: Zur Einführung in die Thematik wird die Geschichte „Paula Eilig" (vgl. Material K 2.1 und K 3.4) noch einmal vorgelesen und die Kinder lesen in ihrem Arbeitsheft mit. Der Trainer fasst am Schluss der Geschichte nochmals die Antworten der Kinder von letzter Woche (Was löst bei Paula Eilig Bauchschmerzen aus?) zusammen (siehe unten). Jetzt ist die Aufgabe der Kinder zu überlegen, wie die Geschichte weitergehen kann. Der Trainer kann die Ideen der Kinder auf leeren Blättern oder an der Tafel notieren (vgl. Material K 3.5 „Notizen"). Darüber hinaus sollen die Kinder folgende Fragen beantworten:
* Was kann Paula tun, damit die Schmerzgeister verjagt werden?
* Was kann Paula machen, damit sie keinen Stress bekommt?

Die Ideen hierzu werden vom Trainer wiederum auf leeren Blättern (vgl. Material K 3.5) oder an der Tafel festgehalten. Dabei soll von den Kindern herausgearbeitet werden, dass der Stress von Paula auch daher kommt, dass sie nicht gelernt hat. Der Trainer sollte die Kinder dazu unterstützen, wie Paula sich besser vorbereiten könnte. Der Pingu-Trick „Zeitstrukturierung" (vgl. Material K 3.6) wird so erarbeitet und vom Trainer am Flipchart mit dem Schmerztor (vgl. Material K II) befestigt. Abschließend können die Kinder den Pingu-Trick (vgl. Material K 3.7) in ihr Arbeitsheft kleben.

> „Könnt ihr euch noch an die Geschichte von letzter Woche erinnern? Ich lese sie euch noch einmal vor und ihr könnt mitlesen. *(Geschichte:*

„Paula Eilig" aus Sitzung 2; Material K 2.1)
Nun fasse ich noch einmal das zusammen, was
ihr in der letzten Woche erarbeitet habt: Was
sind Paulas Schmerzgeister, also was löst bei
ihr Bauchschmerzen aus? *(s. Sitzung 2):*

• Paula hat wegen Bauchschmerzen nicht gelernt → Stress → Paula macht nichts gegen
  ihre Bauchschmerzen, will einfach nur ab-
  warten.
• Paula geht ohne Frühstück aus dem Haus.
• Paula hat Angst, weil sie nicht gelernt hat
  → Bauchschmerzen → werden schlimmer,
  weil reale Bedrohung (Achim bekommt Är-
  ger).

Die Geschichte hört ja plötzlich auf. Was glaubt
ihr denn, wie die Geschichte weitergehen kann?"

Pingu-Trick „Schmerzen ausatmen" (10 Minuten)

Ziel:
• Atemtechnik als Bewältigungsstrategie kennen lernen

Vorgehen: Der Trainer verdeutlicht, dass die Kinder jetzt eine Bewältigungstechnik erlernen, die
sie vor allem auch bei akuten Bauchschmerzen
einsetzen können. Der Trainer bespricht nochmals
mit den Kindern, was bei ihnen Bauchschmerzen
auslöst und leitet dann die Übung an (vgl. Kasten). Anschließend wird die Übung ausgewertet.
Dabei sollen die Kinder folgende Fragen nacheinander einzeln beantworten: Hat euch die Übung
gefallen? Was ist euch aufgefallen? Daraufhin
werden die Kinder aufgefordert, den Pingu-Trick
alleine durchzuführen. Hierfür sollen die Kinder
ihr Arbeitsheft aufschlagen (vgl. Material K 3.8),
sich den Text in Ruhe durchlesen und es dann
ausprobieren. Es empfiehlt sich hierbei, die folgende Textpassage vor dem alleinigen Üben mit
den Kindern zusammen einige Male laut zu wie-
derholen:

„Beim Einatmen bringt mir die Luft Ruhe und
Kraft. Beim Ausatmen nimmt sie all meinen
Schmerz mit."

Dann nimmt sich jedes Kind einen Stift und markiert diese Zeile in seinem Arbeitsheft. Später
sollen die Kinder den Text nur noch leise vor sich
hin sagen, damit die Übung auch z. B. in der Schule
durchgeführt werden kann, ohne dass es anderen

Kindern auffällt. Jedes Kind wird dann aufgefordert sich rücklings auf eine Matte zu legen und
die Übung jetzt alleine durchzuführen. Beim Üben
gibt der Trainer gegebenenfalls Hilfestellung.

Nochmals zur Wiederholung sollte der Trainer das
Prinzip des Schmerztores kurz erläutern. Der Trainer betont, dass der Pingu-Trick „Schmerzen ausatmen" vor allem in der Schmerzsituation eingesetzt werden kann. Dabei sollte die Übung solange
wiederholt werden bis die Schmerzen geringer
werden bzw. aufhören. Dann wird der Pingu-Trick
„Schmerzen ausatmen" (vgl. Material K 3.9) vom
Trainer am Schmerztor (vgl. Material K II) am
Flipchart befestigt. Abschließend sollen die Kinder den Pingu-Trick (vgl. Material K 3.10) in ihr
Arbeitsheft kleben.

Anleitung: „Schmerzen ausatmen"

Schließe nun deine Augen. Beobachte deinen
Atem. … Beobachte, wie er ganz von selbst
kommt und geht. (2 AZP).

Beim nächsten Einatmen strömt die Luft in deinen Bauch. Du spürst wie die Luft Ruhe und
Kraft mitbringt. Und wenn du ausatmest, dann
nimmt die Luft deine Schmerzen mit. Du atmest
die Schmerzen aus. (2 AZP).

Das machst du einige Male:

*Beim Einatmen bringt dir die Luft Ruhe und
Kraft. Beim Ausatmen nimmt sie all deinen
Schmerz mit.*

Wenn ich jetzt von drei nach eins rückwärts
zähle, fühlst du dich bei eins angekommen
munter und frisch.

3 – 2 – 1 – und Augen auf. Recke und strecke
dich. Bewege deine Finger und Füße. … Streck
dich, als wärst du gerade aufgewacht. … Atme
tief ein und aus. …Streck dich noch einmal
richtig, bis du wieder ganz wach bist.

Auswertung der Übung:
• „Hat euch die Übung gefallen?"
• „Was ist euch aufgefallen?"

Regelmäßige Entspannung mit PMR (10 Minuten)

Ab der dritten Sitzung wird während der Treffen
regelmäßig die Progressive Muskelrelaxation geübt, damit die Effekte gefestigt werden können.

Der Trainer wiederholt gemeinsam mit den Kindern, welche Muskelgruppen wie angespannt werden. Hierfür nennt er die entsprechende Muskelgruppe und die Kinder zeigen wie diese angespannt wird. Gegebenenfalls korrigiert der Trainer die Kinder, damit sich keine Fehler einschleichen. Wichtig ist an dieser Stelle auch der nochmalige Verweis, dass die Kinder während der gesamten Entspannungsübung ruhig atmen sollen. Auch die allgemeinen Durchführungsbedingungen sollten besprochen werden. Im Anschluss an die PMR wertet der Trainer die Übung mit den Kindern aus.

> „In der letzten Stunde habt ihr den Pingu-Trick ‚Entspannen der Muskeln' kennengelernt, der euch helfen soll, das Schmerztor geschlossen zu halten oder zu schließen. Wir werden heute und bei unseren nächsten Treffen die Entspannung der Muskeln üben. Jeder kann lernen sich zu entspannen. Nach einigen Malen werdet ihr bemerken, dass die Schmerzgeister kaum noch Chancen haben durch euer Schmerztor hindurch zu kommen, wenn ihr entspannt und locker seid.
>
> Zu Hause habt ihr das ja auch schon angewendet. Wir wiederholen noch einmal welche Muskelgruppen wir wie anspannen."

Hausaufgabe: Bauchschmerztagebuch „Happy" (5 Minuten)

Ziele:
- Kompetenz steigern, PMR als Bewältigungsstrategie bei Bauchschmerzen eigenständig einzusetzen
- Transfer in den Alltag

Vorgehen: Jedes Kind erhält das Bauchschmerztagebuch „Happy" für die nächste Woche (vgl. Material K III) mit nach Hause. Die positiven Seiten der Entspannung und die Bedeutung des regelmäßigen Übens sollten nochmals betont werden. Zudem sollen die Kinder ermutigt werden, die Übung auch bei auftretenden Bauchschmerzen auszuprobieren.

Hinweis an den Trainer: Belohnungspunkte für die Hausaufgaben gibt es in der nächsten Woche für diejenigen, die regelmäßig ihr Bauchschmerztagebuch „Happy" ausgefüllt und die PMR mindestens zweimal durchgeführt haben. Wenn die PMR von den Kindern durchgeführt worden ist, so sollen sie dies im Bauchschmerztagebuch „Happy" notieren. Alternativ kann auch ein anderer Pingu-Trick von den Kindern gewählt werden.

Zum Abschluss der Sitzung 3 füllt der Trainer wieder die *Belohnungskarte* im Arbeitsheft bei jedem einzelnen Kind aus. Daraus ergeben sich die Spielminuten. Zudem füllen die Kinder das *Stundenprotokoll (vgl. Material K IV)* aus.

Hinweise zur Einzeltherapie

Der Aufbau der Einzelsitzung ist identisch mit dem Aufbau der Gruppensitzung.

Bei Thema *Ernährung und Bauchschmerzen* kann der Trainer alternativ die Ernährungspyramide auf einem DIN A-4-Blatt darstellen. Das Kind wird anschließend aufgefordert, die Nahrungsmittel den jeweiligen Stufen zuzuordnen.

6.4 Sitzung 4: Paul und die Mega-Geister

Material		Inhalt
Tafel		Fragen für Blitzrunden
Tafel		Schmerzspirale
Flipchart aus Sitzung 1		Gruppenregeln
Material K I	Flipchart aus Sitzung 1	Happy-Pingu
Material K II	Flipchart aus Sitzung 2	Schmerztor mit Pingu-Tricks aus Sitzung 1, 2 und 3
Matten		PMR
Material K 4.1	Comic	„Grübel Paul"
Material K 4.2	leere Blätter zum Beschreiben	Notizen
Material K 4.3	laminierte Kärtchen	Elemente für Gruppenarbeit: Schmerzspirale
Material K 4.4	vgl. Arbeitsheft	Schmerzspirale
Material K 4.5	Kärtchen zum Einkleben in das Arbeitsheft	Elemente für die Schmerzspirale
Material K 4.6	vgl. Arbeitsheft	Anleitung PMR – Entspannung der Muskeln
Material K III		Bauchschmerztagebuch „Happy"
Material K IV		Stundenprotokoll

Zu Beginn der Sitzung 4 werden wie auch in den Sitzungen zuvor, die *Blitzrunden* und das Feedback zu den erledigten *Hausaufgaben* durchgeführt. Der Trainer sollte bei den Hausaufgaben auch die Extraaufgabe der letzten Woche berücksichtigen. Insgesamt dauern diese Inhalte ca. 10 Minuten.

Schmerzkurve (5 Minuten)

Ziele:
• Selbstbeobachtung fördern
• Feedback über Verlauf
• Eigenverantwortliche Bewältigungskompetenz steigern

Vorgehen: Besonders beachtet werden sollten vor allem auch die Kinder, die keine Reduktion ihrer Schmerzen (weder in Häufigkeit, noch in Intensität oder Dauer) erlebt haben. Hier sollte nochmals mit dem Kind anhand der Schmerzkurve gemeinsam überlegt werden, welche Faktoren für das Auftreten der Schmerzen eine Rolle gespielt

haben und inwieweit die bis dahin vermittelten Pingu-Tricks regelmäßig eingesetzt wurden. Auch können in der Gruppe Strategien überlegt werden, wie zum Beispiel der regelmäßige Einsatz von Entspannung im Alltag umgesetzt werden kann.

Dysfunktionale Gedanken identifizieren (20 Minuten)

Ziele:
• Dysfunktionale Gedanken identifizieren können
• Zusammenhang zwischen dysfunktionalen Kognitionen und einer verstärkten Schmerzwahrnehmung kennenlernen

Vorgehen: Mit Hilfe des Comic „Grübel-Paul" wird in das Konzept der dysfunktionalen Gedanken eingeführt, die eine wesentliche Rolle bei der Aufrechterhaltung von chronischen Schmerzen spielen. Dysfunktionale schmerzverstärkende Gedanken werden für die Kinder als Mega-Geister bezeichnet. Das Comic (vgl. Material K 4.1) wird gemeinsam durchgelesen; ein Kind darf laut vorlesen. In der Geschichte wird beschrieben, dass die dysfunktionalen Gedanken sowohl Bauchschmerzen auslösen (also Schmerzgeister sind) als auch Bauchschmerzen noch verschlimmern können (Mega-Geister). Im Anschluss an die Geschichte sollen die Kinder folgende Fragen beantworten: „Fasst kurz den Inhalt der Geschichte zusammen!"; „Was sind Pauls Schmerzgeister?"; „Was hat Pauls Bauchschmerzen noch verschlimmert?" Hierbei sollen die Kinder erkennen, dass die dysfunktionalen Gedanken die Schmerzen verschlimmert haben, da Paul dadurch sein Schmerztor nicht schließen konnte. Die von den Kindern genannten Mega-Geister werden vom Trainer auf leere Blätter (vgl. Material K 4.2) geschrieben. Nach eigenen Beispielen für solche Gedanken kann gefragt werden.

Hinweis:

Es bietet sich an, die Geschichte zunächst komplett und anschließend passagenweise vorzulesen. Alternativ können aber auch bei älteren Kindern mit einer ausreichend vorhandenen Lesekompetenz die Dialoge mit verteilten Rollen vorgelesen werden.

„Heute geht es um Mega-Geister. Sie heißen so, weil sie noch schlimmer als die Schmerzgeister sind und die Bauchschmerzen sogar verschlimmern können. Die Mega-Geister sind schlimme Gedanken, die man manchmal hat. Zum Beispiel, wenn man denkt: *Meine Bauchschmerzen sind so stark und so blöd."*

Schmerzspirale (15 Minuten)

Ziel:
• Zusammenhang zwischen dysfunktionalen Kognitionen und einer verstärkten Schmerzwahrnehmung i. S. eines Aufschaukelungsprozesses herstellen lernen

Vorgehen: Nachdem die Kinder in der Lage sind, Mega-Geister zu identifizieren, wird der Zusammenhang zwischen Gedanken und den Schmerzen anhand einer Schmerzspirale erarbeitet. Damit soll verdeutlicht werden, dass die Bauchschmerzen durch Mega-Geister noch verschlimmert werden und das Schmerztor offen bleibt. Der Trainer zeichnet die Schmerzspirale an die Tafel. Die

Mega-Geister und weitere Elemente aus dem Comic (vgl. Material K 4.3) sollen jetzt von den Kindern an der Schmerzspirale befestigt werden, um den Prozess der zunehmenden Verschlimmerung, die Paul erlebt, zu verdeutlichen. Die Ergebnisse dieser Gruppenarbeit sollten die Kinder in ihrem Arbeitsheft (vgl. Material K 4.4) festhalten. Dazu werden Bilder (vgl. Material K 4.5), die den gedanklichen Prozess verdeutlichen, in die Stuhlkreismitte gelegt. Die Kinder sollen sich die passenden Bildkarten aussuchen und in ihr Heft kleben.

„Die Schmerzspirale zeigt uns, wie Bauchschmerzen durch Schmerzgeister entstehen und sich durch Mega-Geister, also die schlimmen Gedanken, noch verschlimmern.

Hier seht ihr noch einmal kurze Stichpunkte *(vgl. Material K 4.3)* von dem eben gelesenen Comic. Diese haben wir alle in der vorherigen Übung bereits besprochen, es ist also nichts Neues dabei. Ihr sollt die Stichpunkte an der Schmerzspirale befestigen. Und zwar dort, wo ihr es für richtig und passend haltet.

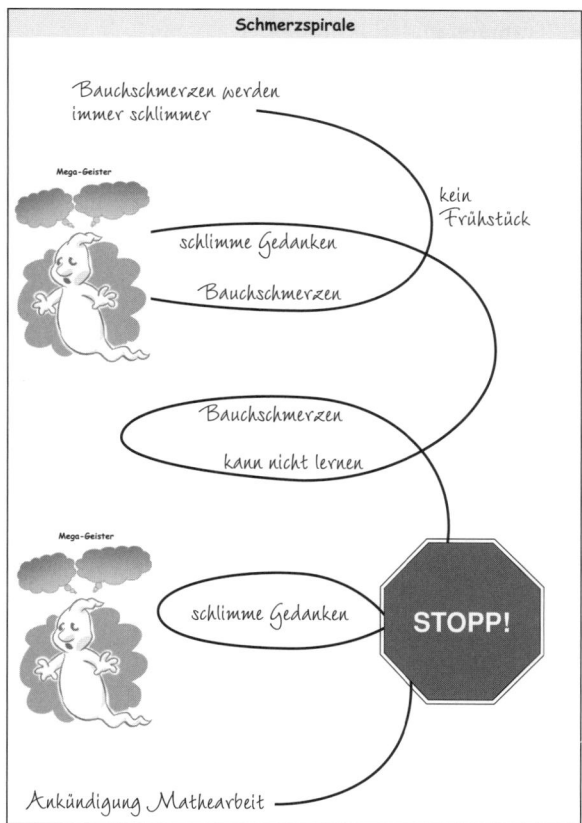

Abbildung 8: Schmerzspirale

Jeder findet die Schmerzspirale *(vgl. Material K 4.4)* in seinem Arbeitsheft und kann sich nun Bilder *(vgl. Material K 4.5)* aus der Stuhlkreismitte nehmen und diese in sein Heft an die gleichen Stellen kleben, wo sie sich auch an der Tafel befinden."

Die Schmerzspirale soll letztendlich wie in Abbildung 8 dargestellt aufgebaut sein.

Regelmäßige Entspannung mit PMR (10 Minuten)

Siehe Anleitung von Sitzung 2. Durchgeführt werden kann in dieser Sitzung bereits eine verkürzte Form der PMR. Hierfür stimmen die Kinder ab, welche Muskeln erst an- und dann wieder entspannt werden sollen. Es sollten ungefähr vier bis fünf Muskelgruppen sein. In der Regel ist es egal, welche Muskelgruppen ausgewählt werden. Wichtig ist, dass die Reihenfolge nicht verändert wird.

Entspannung ohne Anleitung üben (8 Minuten)

Ziel:
• Transfer in den Alltag

Vorgehen: Die PMR ist zum Mitsprechen im Arbeitsheft enthalten (vgl. Material K 4.6), damit sie auch von zu Hause das selbstständige Durchführen der PMR üben können. Um diesen Transfer vorzubereiten, liest der Trainer die Anleitung aus dem Arbeitsheft vor und die Kinder sollen laut mitsprechen, aber gleichzeitig auch die Übung durchführen. Der Trainer beobachtet und gibt gegebenenfalls Hilfestellung und Hinweise. Dann wird die Übung ausgewertet: „Wie hat euch die Übung gefallen?"; „Wie war es für euch den Text mitzusprechen?"; „Konntet ihr euch dabei entspannen?" Bei der Auswertung soll der Trainer auf die eventuell auftretenden individuellen Probleme der Kinder eingehen. Anschließend lobt der Trainer die Kinder, dass sie die Entspannungsübung alleine durchgeführt haben.

„Am Ende des Trainings könnt ihr euch ohne meine Anleitung entspannen. Wir wollen heute mal schauen, wie das geht. Schaut bitte in euer Arbeitsheft, wo die Entspannung der Muskeln

drin steht *(vgl. Material K 4.6).* Wir werden das jetzt einmal zusammen sprechen. Alle machen mit. ..."

Hausaufgabe: Bauchschmerztagebuch „Happy" (5 Minuten)

Ziele:
• Motivation zur regelmäßigen Anwendung von Pingu-Tricks fördern
• Selbstbeobachtung fördern

Vorgehen: Jedes Kind erhält das Bauchschmerztagebuch „Happy" für die nächste Woche (vgl. Material K III) mit nach Hause. Zusätzlich sollen die Kinder sich heute einen weiteren Pingu-Trick aussuchen, den sie bei Schmerzen einsetzen wollen. Zur Erinnerung wird dieser Trick auf das Bauchschmerztagebuch „Happy" geklebt. Wer in der nächsten Woche versucht hat, diesen Pingu-Trick bei auftretenden Schmerzen einzusetzen, erhält zusätzliche Belohnungspunkte. Diejenigen, die ihre Schmerzen so im Griff haben, dass sie nicht mehr auftreten, erhalten ebenfalls einen zusätzlichen Belohnungspunkt.

Zum Abschluss der Sitzung 4 füllt der Trainer wieder die *Belohnungskarte* im Arbeitsheft bei jedem einzelnen Kind aus. Daraus ergeben sich die Spielminuten. Zudem füllen die Kinder das *Stundenprotokoll* (vgl. Material K IV) aus.

Hinweise zur Einzeltherapie

Die Arbeitsschritte „dysfunktionale Gedanken identifizieren" und „Schmerzspirale" können in der Einzeltherapie zusammengefasst werden. Auch hier sollte das Kind die Geschichte „Grübel-Paul" laut vorlesen oder gemeinsam mit dem Trainer bearbeiten. Anschließend ist es sinnvoll, dass das Kind die Geschichte noch einmal kurz zusammenfasst, damit der Trainer sieht, ob die Inhalte verstanden wurden. Die Fragen werden mit dem Kind bearbeitet. Dann kann das Kind sofort das Arbeitsheft (vgl. Material K 4.4) aufschlagen und die Bilder der Geschichte zum Aufschaukelungsprozess (vgl. Material K 4.5) erhalten und an die geeignete Stelle kleben. Hierbei ist zu empfehlen, dass das Kind laut erläutert, warum es welche Bilder wohin kleben möchte, damit der Trainer auch korrigierend eingreifen kann.

6.5 Sitzung 5: Ablenken macht Spaß!

Material		Inhalt
Tafel		Fragen für Blitzrunden
Tafel		Schmerzspirale
Flipchart aus Sitzung 1		Gruppenregeln
Material K I	Flipchart aus Sitzung 1	Happy-Pingu
Material K II	Flipchart aus Sitzung 2	Schmerztor mit Pingu-Tricks aus Sitzung 1, 2, 3 und 4
Matten		PMR
Material K 5.1	laminiertes Kärtchen	Stopp-Schild als Zauberstab
Material K 5.2	verdeckte Kärtchen in Stuhlkreismitte	Mega-Geister
Material K 5.3	leere Blätter zum Beschreiben	Notizen
Material K 5.4	laminiertes Kärtchen für Schmerztor (Material K II)	Pingu-Trick: Zauberspruch
Material K 5.5	Kärtchen zum Einkleben ins Arbeitsheft	Pingu-Trick: Zauberspruch
Material K 5.6	Comic	„Das Sportfest" (1. Teil)
Material K 5.7	Comic	„Das Sportfest" (2. Teil)
Material K 5.8	laminiertes Kärtchen für Schmerztor (vgl. Material K II)	Pingu-Trick: Ablenken
Material K 5.9	Kärtchen zum Einkleben ins Arbeitsheft	Pingu-Trick: Ablenken
Material K III		Bauchschmerztagebuch „Happy"
Material K IV		Stundenprotokoll

Zu Beginn der Sitzung 5 werden wie auch in den Sitzungen zuvor, die *Blitzrunden* und das Feedback zu den erledigten *Hausaufgaben* durchgeführt. Der Trainer sollte bei den Hausaufgaben auch die Extraaufgabe der letzten Woche berücksichtigen. Insgesamt dauern diese Inhalte ca. 10 Minuten.

Schmerzkurve (5 Minuten)

Ziele:
- Selbstbeobachtung fördern
- Feedback über Verlauf
- Eigenverantwortliche Bewältigungskompetenz steigern

Vorgehen: Falls die Schmerzdauer unverändert bleibt oder sogar zunimmt, soll in der Gruppe besprochen werden, was man dagegen tun kann (auf Pingu-Tricks hinweisen). Die Kinder sollen gelobt werden, wenn sie bei akuten Bauchschmerzen Pingu-Tricks einsetzen oder wenn die Schmerzepisoden kürzer bzw. selten werden.

Gedankenumstrukturierung: Mega-Geister mit dem Pingu-Trick „Zauberspruch" wegzaubern (20 Minuten)

Ziel:
• Kognitive Umstrukturierung als Bewältigungsstrategie kennenlernen

Vorgehen: Die Inhalte des letzten Treffens (Schmerzspirale: vgl. Material K 4.4) werden nochmals wiederholt (vom Trainer oder mit einem kleinen Fragespiel). Die Aufgabe für die Kinder besteht jetzt darin, die dysfunktionalen Gedanken, d. h. die Mega-Geister mit dem Pingu-Trick „Zauberspruch" wegzuzaubern. Hierzu erhält jedes Kind einen Zauberstab in Form eines Stopp-Schildes (vgl. Material K 5.1). Die Mega-Geister (vgl. Material K 5.2) wurden in Sitzung 4 von den Kindern erarbeitet und sind aus dem Comic „Grübel Paul". Die Kärtchen mit den Mega-Geistern (vgl. Material K 5.2) werden verdeckt in die Mitte des Stuhlkreises gelegt. Jedes Kind soll sich so viele Mega-Geister nehmen, dass diese in etwa gleichmäßig auf alle Kinder verteilt sind. Dann beginnt das erste Kind und liest einen Mega-Geist laut vor. Das rechte Nachbarkind soll nun den Mega-Geist mit einem Zauberspruch wegzaubern. Dafür hält es den Zauberstab hoch, ruft laut Stopp und formuliert den Mega-Geist in einen schönen, angenehmen Gedanken um. Die Zaubersprüche sollten kurz und bewältigungsorientiert sein, wie zum Beispiel: „Mit Pingu-Tricks schaffe ich das!" oder „Ich kriege das hin!". Ein Beispiel vom Trainer am Anfang kann dies erleichtern. Fällt die Formulierung eines positiven Gedankens einem Kind schwer, so können der Trainer oder auch die anderen Kinder Hilfestellung geben. Der Trainer notiert die umformulierten Mega-Geister als Zaubersprüche auf leeren Blättern (vgl. Material K 5.3) und legt diese in den Stuhlkreis. Der Pingu-Trick „Zauberspruch" (vgl. Material K 5.4) wird vom Trainer am Flipchart am Schmerztor (vgl. Material K II) befestigt. Dann sollen die Kinder den Pingu-Trick „Zauberspruch" (vgl. Material 5.5) in ihr Arbeitsheft kleben. Nun soll sich jedes Kind einen oder zwei

Zaubersprüche aussuchen und diese auf ihren Pingu-Trick „Zauberspruch" im Arbeitsheft schreiben. Der Trainer gibt ggf. Hilfestellung. Abschließend betont der Trainer, dass die Kinder durch Übung es auch zukünftig alleine schaffen können, Mega-Geister mit Zaubersprüchen wegzuzaubern.

> „Wir haben beim letzten Treffen viele Mega-Geister entdeckt. Sie heißen so, weil die schlimmsten Geister, die sind, die wir uns selber im Kopf vorstellen. Heute lernt ihr den neuen Pingu-Trick „Zauberspuch", damit wir die Mega-Geister wegzaubern, also verjagen können. Um den Mega-Geist zu verwandeln, bekommt ihr diesen Zauberstab mit einem Stopp-Schild *(vgl. Material K 5.1)*. Wir wollen das gleich mal in einem Spiel ausprobieren. Das Spiel geht so: Jeder von euch nimmt sich aus der Mitte des Stuhlkreises gleich viele verdeckte Mega-Geister *(vgl. Material K 5.2)*.
>
> Nun beginnt einer von euch und liest seinem rechten Nachbarn einen Mega-Geist vor. Der rechte Nachbar hält sein Schild hoch und ruft laut Stopp, um den Mega-Geist zu stoppen. Jetzt kann der rechte Nachbar den Mega-Geist mit seinem Zauber-Stab und einem Zauberspruch wegzaubern. Der Pingu-Trick „Zauberspruch" ist ein schöner und angenehmer Gedanke, der den Mega-Geist vertreibt. Dazu benennt ihr ihn so um, dass er nicht mehr so schlimm ist. *(Fragen klären. Vielleicht noch ein Beispiel nennen.)*
>
> Wir probieren das jetzt mal. Wer will beginnen? Gut, lies bitte vor. … Und jetzt darf der rechte Nachbar zaubern. Ich werde die Zaubersprüche auf leere Blätter *(vgl. Material K 5.3)* schreiben, damit wir sie auch nicht vergessen."

Aufmerksamkeitsfokussierung und -lenkung (25 Minuten)

Ziele:
• Zusammenhang zwischen einer erhöhten Aufmerksamkeitsfokussierung und einer Aggravierung der Schmerzen herstellen
• Aufmerksamkeitslenkung als Pingu-Trick kennenlernen

Vorgehen: Mit den Kindern werden zwei „Experimente" zur Aufmerksamkeitsfokussierung durchgeführt, um die Effekte auf das eigene Empfinden zu verdeutlichen. In der ersten Übung sollen sie sich ganz auf ihren Herzschlag konzentrieren und danach möglichst genau ihren Herzschlag beschreiben. In der zweiten Übung führen sie eine Koordinationsübung durch und sollen wiederum möglichst genau ihren Herzschlag beschreiben. Der Trainer notiert das Gesagte an der Tafel oder auf kleinen Kärtchen. Im Anschluss an die beiden Experimente fragt der Trainer die Kinder, ob ihnen Gemeinsamkeiten oder Unterschiede zwischen den beiden Übungen auffallen.

> „Wir machen jetzt eine kleine Übung. Bitte setzt euch bequem hin. Schließt die Augen oder schaut auf einen Punkt in der Ecke. Nun konzentriert euch auf euren Herzschlag. Wer will, kann zusätzlich die Hand aufs Herz legen. Beobachtet ganz genau euren Herzschlag." *(ca. 10 Sekunden warten).*
> - „Was habt ihr beobachtet?" *(Der Trainer notiert die Beobachtungen an der Tafel.)*
>
> Nun probieren wir noch eine andere Übung: Schaut genau her, was ich mache und macht mir das nach. *(Der Trainer schlägt mit der rechten Hand leicht auf die Kopfoberfläche und die linke Hand macht kreisende Bewegungen auf dem Bauch. Die Koordinierung der entgegengesetzten Bewegung beider Hände erfordert die gesamte Konzentration.)*
> - „Wie war euer Herzschlag?"
> - „Hat gerade jemand seinen Herzschlag beobachtet?"
> - „Warum nicht?"
>
> Auch diese Ergebnisse werden wieder an der Tafel festgehalten. Und dann wird der neue Pingu-Trick *„Ablenken"* vorgestellt.
>
> Mit euren Schmerzen ist es so ähnlich wie mit eurem Herzschlag. Wenn ihr euch nur auf die Schmerzen konzentriert, dann könnt ihr euer Schmerztor nicht schließen und ihr nehmt nur noch eure Bauchschmerzen wahr und die werden immer schlimmer; das Schmerztor bleibt offen. Lenkt ihr euch ab, dann schließt sich das Schmerztor und ihr habt eure Schmerzen im Griff. Wir werden jetzt mal am Beispiel einer kurzen Geschichte („Das Sportfest") *(vgl. Material K 5.6 und K 5.7)* schauen, was das bedeutet." *(Danach wird der Comic bearbeitet.)*

Daraufhin liest der Trainer den Kindern den Anfang der Geschichte „Das Sportfest" (vgl. Material K 5.6) vor. Jedes Kind erhält den Comic als Arbeitsblatt zum Mitlesen. An der Tafel steht die Frage: „Wie geht die Geschichte weiter?". Diese Frage sollen die Kinder nun beantworten und ihre Ideen dazu werden vom Trainer an der Tafel notiert. Danach teilt der Trainer das Ende der Geschichte aus und liest es gemeinsam mit den Kindern laut vor (vgl. Material K 5.7). Die Kinder sollen jetzt folgende Fragen beantworten: „Wie konnte Peter gewinnen, obwohl er ein leichtes Stechen im Fuß gespürt hat?"; „Was wäre passiert, wenn Peter sich nur auf seine Schmerzen konzentriert hätte?" Die Ergebnisse werden vom Trainer kurz zusammengefasst: „Wer ganz doll auf seine Schmerzen achtet, der spürt den Schmerz viel stärker. Denkt zur Ablenkung auch an eure Pingu-Tricks, die verjagen die Schmerzgeister."

Der Transfer auf das eigene Verhalten und Erleben steht dann im Mittelpunkt. Hierzu sollen die Kinder überlegen, ob sie solch eine ähnliche Situation wie Peter schon einmal erlebt haben und diese beschreiben. Der Trainer überlegt zusammen mit den Kindern, bei welchen der Strategien es sich um eher geeignete und weniger geeignete handelt. Der Pingu-Trick „Ablenken" (vgl. Material K 5.8) wird so erarbeitet und vom Trainer am Flipchart „Schmerztor" (vgl. Material K II) befestigt. Abschließend können die Kinder den Pingu-Trick (vgl. Material K 5.9) in ihr Arbeitsheft kleben.

Regelmäßige Entspannung mit PMR (10 Minuten)

Siehe Anleitung von Sitzung 2. Auch in dieser Sitzung kann eine verkürzte Form der PMR durchgeführt werden.

Hausaufgabe: Bauchschmerztagebuch „Happy" (5 Minuten)

Ziele:
- Motivation zur regelmäßigen Anwendung von Pingu-Tricks fördern
- Selbstbeobachtung fördern

Vorgehen: Jedes Kind erhält das Bauchschmerztagebuch „Happy" für die nächste Woche (vgl. Material K III) mit nach Hause. Zusätzlich sollen die Kinder sich auch heute einen weiteren Pingu-Trick aussuchen, den sie bei Schmerzen einsetzen wollen. Zur Erinnerung wird dieser Trick auf das Bauchschmerztagebuch „Happy" geklebt. Wer in der nächsten Woche versucht hat, diesen Pingu-Trick bei auftretenden Schmerzen einzusetzen, erhält zusätzliche Belohnungspunkte. Diejenigen, die ihre Schmerzen so im Griff haben, dass sie nicht mehr auftreten, erhalten ebenfalls einen zusätzlichen Belohnungspunkt.

Zum Abschluss der Sitzung 5 füllt der Trainer wieder die *Belohnungskarte* bei jedem einzelnen Kind aus. Daraus ergeben sich die Spielminuten. Zudem füllen die Kinder das *Stundenprotokoll* (vgl. Material K IV) aus.

Hinweise zur Einzeltherapie

In der Sitzung 5 gibt es kaum Unterschiede zwischen Gruppen- und Einzeltraining. Der Trainer hat in der Einzeltherapie bessere Möglichkeiten auf die individuelle Situation des Kindes näher einzugehen.

Bei der *Durchführung der Gedankenumstrukturierung* liest der Trainer den Mega-Geist laut vor. Das Kind ruft laut Stopp und zaubert den Mega-Geist mit dem Pingu-Trick „Zauberspruch" weg.

6.6 Sitzung 6: Pingu-Koffer zum Wohlfühlen

Material		Inhalt
Tafel		Fragen für Blitzrunden
Tafel		Schmerzspirale
Flipchart aus Sitzung 1		Gruppenregeln
Material K I	Flipchart aus Sitzung 1	Happy-Pingu
Material K II	Flipchart aus Sitzung 2	Schmerztor mit Pingu-Tricks aus Sitzung 1, 2, 3, 4 und 5
Matten		PMR
Material K 6.1	vgl. Arbeitsheft	Schmerz-Berg
Material K 6.2	vgl. Arbeitsheft	Was mir alles Spaß macht – Liste: Beliebtheit
Material K 6.3	vgl. Arbeitsheft	Was mir alles Spaß macht – Liste: Zeitumfang
Material K 6.4	im DIN A3-Format ausdrucken	Happy-Pingu mit Koffer
Material K 6.5	vgl. Arbeitsheft	Happy-Koffer
Material K 6.6	laminierte Kärtchen	Pingu-Tricks für Gruppenarbeit: Happy-Koffer
Material K 6.7	Kärtchen zum Einkleben ins Arbeitsheft	Pingu-Tricks für Happy-Koffer
Material K 6.8		Abschlussurkunde
Material K IV		Stundenprotokoll

Zu Beginn der Sitzung 6 werden wie auch in den Sitzungen zuvor, die *Blitzrunden* und das Feedback zu den erledigten *Hausaufgaben* durchgeführt. Der Trainer sollte bei den Hausaufgaben auch die Extraaufgabe der letzten Woche berücksichtigen. Insgesamt dauern diese Inhalte ca. 10 Minuten.

Schmerzkurve (5 Minuten)

Ziele:
• Selbstbeobachtung fördern
• Feedback über Verlauf
• Eigenverantwortliche Bewältigungskompetenz steigern

Vorgehen: Die Kinder sollen gelobt werden, wenn sie bei akuten Bauchschmerzen Pingu-Tricks einsetzen oder wenn die Schmerzepisoden kürzer bzw. selten werden. Jedes Kind sollte noch einmal seine Schmerzkurve in Ruhe anschauen und anschließend den anderen berichten, wie sich die Schmerzen über den Verlauf des Trainings verändert haben.

„Pingu-Tricks bei Bauchschmerzen" (15 Minuten)

Ziel:
• Bewältigungskompetenz der Kinder stärken

Vorgehen: Die Kinder haben bereits bei ihren Selbstbeobachtungen erfahren, dass die Schmerzen unterschiedlich lang und intensiv sind. Dies lässt sich gut am Bild eines Berges aufzeigen, der unterschiedlich hoch ist (Intensität) und ein unterschiedlich breites Plateau besitzt (Dauer). Theorien zufolge gibt es große interindividuelle Unterschiede zwischen Kindern in ihrer Schmerzwahrnehmung und der erlebten Dauer ihrer Schmerzen.

Um zu verdeutlichen, dass die Schmerzen, auch wenn man es nicht immer gleich sieht, wieder aufhören, sollen die Kinder einen Schmerz-Berg zeichnen. Hierzu sollen die Kinder zuerst in ihrem Arbeitsheft die leere Seite aufschlagen (vgl. Material K 6.1). Der Trainer erläutert nun den Verlauf einer Bauchschmerzepisode als Schmerz-Berg. Dabei verdeutlicht der Trainer, dass die Bauchschmerzen bei jedem unterschiedlich lang und stark sein können. „Ihren Berg" sollen die Kinder jetzt auf das leere Blatt malen; der Trainer kann ein Beispiel an die Tafel malen. Dann stellt jedes Kind seinen Schmerz-Berg vor und überlegt, an welchen Punkten des Berges ein Pingu-Trick am ehesten möglich ist. Der Trainer malt einen Punkt an einer Stelle des Schmerz-Berges und schreibt ein großes P, das für Pingu-Trick steht, hinein. Dies sollte zu Beginn der Schmerzepisode sein. Daraufhin kann jedes Kind den anderen kurz erzählen, welchen Pingu-Trick er aus welchem Grund genommen hat. Anschließend sollte der Trainer betonen, dass es manchmal schwer fallen kann Pingu-Tricks einzusetzen, vor allem dann, wenn das Kind sehr starke Schmerzen hat. Gleichzeitig sollte betont werden, dass jeder Versuch, einen Pingu-Trick einzusetzen, die Bauchschmerzen verkürzen und verringern kann.

> „Bei jedem von euch können die Bauchschmerzen unterschiedlich lang und stark sein. Die Bauchschmerzen könnt ihr euch als Berg vorstellen: sie beginnen, werden stärker und flachen dann ab. Bei jedem von euch sieht dieser Berg anders aus, weil Bauchschmerzen bei dem einen kurz und heftig und bei dem anderen lang und weniger heftig sein können.
>
> Nun malt jeder seinen Schmerz-Berg in sein Arbeitsheft *(vgl. Material K 6.1).*
>
> Wenn jeder damit fertig ist, könnt ihr überlegen, an welchem Punkt des Berges ihr Pingu-Tricks einsetzen sollt. Ihr könnt euch einen Pingu-Trick, den ihr sehr gerne anwendet, aussuchen und diesen dann in euren Schmerz-Berg reinmalen (z. B. als Kreuz)."

Hinweis:

Falls die Kinder selber unterschiedliche Schmerzepisoden in Erinnerung haben, sollen sie eine Episode wählen, die entweder am kürzesten zurückliegt oder am ehesten typisch für das jeweilige Kind ist.

„Was mir alles Spaß macht – Liste" (15 Minuten)

Ziel:
• Freizeitaktivitäten als Bewältigungstrategien kennenlernen

Vorgehen: Entspannungstechniken können den Kindern einerseits präventiv andererseits bei akuten Schmerz helfen. Als weitere präventive Strategie ist es zentral, dass die Kinder andere Formen des „sich Wohlfühlens" und Stressabbaus aus im Alltag nutzen. Hierzu sind Listen mit Freizeitaktivitäten im Arbeitsheft. Die Kinder sollen die verschiedenen Aktivitäten danach einschätzen, ob Beliebtheit (Liste 1) und damit verbrachte Zeit (Liste 2) in einem angemessenen Verhältnis zueinander stehen (Tue ich das, was ich gern tue, auch oft genug?). Zuerst wird die Liste 1 (vgl. Material K 6.2) bearbeitet. Hier werden verschiedene Aktivitäten, die viele Kinder in ihrer Freizeit unternehmen, genannt. Die Kinder sollen auf einer Skala (Thermometer) von „1 sehr beliebt" bis „5 gar nicht" ankreuzen, wie sehr sie die dargestellte Aktivität mögen. Die Kinder können auch nicht genannte Aktivitäten ergänzen.

Danach sollen die Kinder im Arbeitsheft die Liste 2 (vgl. Material K 6.3) aufschlagen und eintragen, wie viel Zeit pro Woche sie mit dieser Freizeitaktivität verbringen.

Anschließend sollen die Kinder sich beide Listen in Ruhe anschauen und es sollen folgende Fragen in der Gruppe beantwortet werden: „Was fällt euch auf?"; „Was hindert euch daran Aktivitäten zu machen, die euch Spaß bereiten?"; „Wie könnt ihr das ändern?" Als Fazit sollte gezogen werden, dass die Kinder jeden Tag eine Aktivität machen, die ihnen Spaß bereitet. Der Trainer sollte hierbei noch einmal betonen, dass Fernsehen kein Pingu-Trick ist, weil die Kinder sich hierbei passiv verhalten und dies die Schmerzen verstärken kann. Im nächsten Schritt sollen die Kinder überlegen, warum der Happy-Pingu sagt, dass diese Aktivitäten richtig gute Pingu-Tricks sind. Abschließend sollen die Kinder die zweite Liste ins Arbeitsheft kleben.

> „Es ist ganz wichtig, das ihr Dinge tut, die euch Spaß machen. Denn dann seid ihr nicht so angespannt, gestresst oder aufgeregt und euer Schmerztor bleibt geschlossen. Schmerzgeister oder Mega-Geister haben dann keine Chance.

Ihr habt in eurem Arbeitsheft eine Liste mit Aktivitäten, die Spaß machen können *(vgl. Material K 6.2)*. Ihr sollt jetzt bitte mal einschätzen, wie toll ihr diese Aktivitäten findet. Wenn euch noch andere Aktivitäten einfallen, könnt ihr sie dazuschreiben. Um das nun besser beurteilen zu können seht ihr unter jeder Aktivität ein Pingu-Thermometer mit den Zahlen 1 bis 5. Die Zahl 1 bedeutet „total super". 3 bedeutet „mittelmäßig" und 5 bedeutet „total doof". Ihr habt nun einige Minuten zum Ausfüllen. *(Der Trainer gibt gegebenenfalls Hilfestellung.)*

Jetzt schlagt im Arbeitsheft bitte die zweite Liste *(vgl. Material K 6.3)* auf. Hier stehen die gleichen Aktivitäten noch einmal drauf. Jetzt sollt ihr mal aufschreiben, wie oft pro Woche ihr diese Aktivitäten macht. Ich erkläre es kurz: Also wenn ihr montags und freitags zum Fußball oder Tanzen geht, dann schreibt ihr auf, zweimal die Woche. Hört ihr aber zweimal täglich Musik und das jeden Tag in der Woche, dann müsst ihr eine 14 notieren (also 2×7 Tage). Wer sich unsicher ist, welche Zahl er notieren soll, der kann mich noch einmal fragen. Ich helfe dann weiter. Ihr könnt natürlich auch hier eure zusätzlichen Aktivitäten aufschreiben." *(In der Regel reichen 5 Minuten)*.

Pingu lässt es sich gutgehen („Happy-Koffer") (10 Minuten)

Ziele:
• Verdeutlichen des Gelernten
• Transfer in den Alltag

Vorgehen: Die Kinder haben während des Trainings viele Pingu-Tricks kennen gelernt. Jetzt geht es darum, diese nochmals zu vergegenwärtigen, um die Selbstwirksamkeit der Kinder zu stärken und auch den Transfer in den Alltag zu erleichtern. An der Tafel ist der Happy-Pingu mit Koffer abgebildet (vgl. Material K 6.4), die Kinder schlagen die gleiche Abbildung des Happy-Koffers auch im Arbeitsheft auf (vgl. Material K 6.5). Zum Abschluss der letzten Wochen sollen die Kinder überlegen, was ihnen ganz persönlich am besten gegen die Bauchschmerzen geholfen hat. Der Trainer oder die Kinder befestigen die genannten Pingu-Tricks (vgl. Material K 6.6) an die Tafel neben dem Happy-Pingu. Nach der Gruppenarbeit sollen die Kinder sich ihre Pingu-Tricks (vgl. Material K 6.7) aussuchen und in

ihr Arbeitsheft einkleben. Dabei kann an dieser Stelle nochmals auf die Eltern als Quelle der Unterstützung hingewiesen werden. Die Kinder sollen selbstständig ihre Pingu-Tricks anwenden, um die Bauchschmerzen zu verringern. Wenn dies aber nicht klappt, dann sollen die Eltern um Hilfe gebeten werden (vgl. Material K 6.7).

„Wir haben in den letzten 5 Wochen viel gelernt und geübt. Da kann man schnell etwas vergessen. Damit uns das nicht passiert, packen wir gemeinsam den Happy-Koffer. Ihr seht hier vorne einen Pinguin mit einem Koffer in der Hand *(vgl. Material K 6.4)*. Happy-Pingu geht auf Reisen und lässt es sich jetzt gut gehen. Auch ihr geht jetzt wieder nach Hause. Was ich euch mitgeben will, ist noch einmal ein voll gepackter Koffer mit Pingu-Tricks gegen die Bauchschmerzen. Damit ihr immer wisst, was ihr gegen eure Schmerzen tun könnt.

Jeder hat seinen eigenen Happy-Koffer *(vgl. Material K 6.5)* im Arbeitsheft. Jetzt fehlen noch viele Pingu-Tricks, die wir in den Koffer packen. Wir machen das jetzt so, dass ihr mir Pingu-Tricks nennt und ich schaue, ob ich den Pingu-Trick *(vgl. Material K 6.6)* für euren Happy-Koffer dabei habe. Wer will beginnen?

Einen Pingu-Trick habe ich noch für euch. Er heißt: Eltern informieren. Das bedeutet, dass ihr eure Eltern informieren sollt, wenn ihr schon eure Pingu-Tricks eingesetzt habt und die Bauchschmerzen trotzdem nicht besser werden. Wichtig ist, dass ihr zunächst alleine probiert, eure Schmerzen geringer werden zu lassen. Ihr kennt eure Schmerzen am besten und habt viel gelernt – erinnert euch an die Pingu-Tricks, damit Schmerzen euch nichts anhaben können. Eure Eltern bittet ihr dann um Unterstützung, wenn ihr bemerkt, dass eure Schmerzen anders als sonst sind, zum Beispiel an einer anderen Stelle am Bauch oder viel stärker als sonst. Eure Eltern wissen, dass ihr im Training viel erlernt habt und ihr es gut schaffen könnt, mit den Schmerzen umzugehen. Bei Schwierigkeiten sind sie jedoch für euch da und unterstützen euch. Diesen Pingu-Trick *(vgl. Material K 6.7)* packe ich euch auch noch in den Koffer."

Der Happy-Koffer sieht im Arbeitsheft dann wie in Abbildung 9 dargestellt aus.

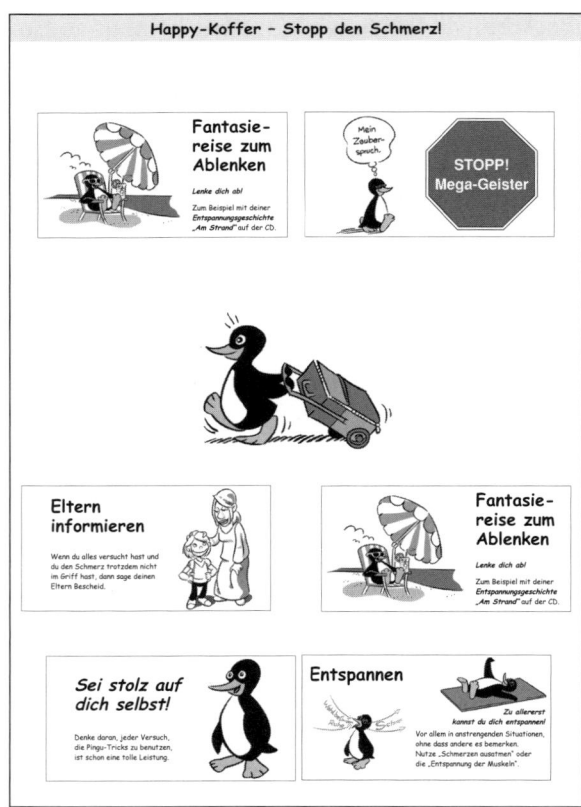

Abbildung 9: Happy-Koffer

> **Hinweis:**
> Bei jüngeren Kindern kann man auch einen alten Koffer mitbringen und die Kinder können dann den Happy-Koffer packen.

„Ich bin stolz" Rundblitz (8 Minuten)

Ziel:
• Selbstwertgefühl stärken

Vorgehen: Wichtig ist, dass die Kinder sich selbst nochmals verdeutlichen, was sie alles geleistet haben. Die Kinder sollen überlegen, was sie schon gut können (zum Beispiel ein bestimmter Pingu-Trick). Zur Unterstützung liegen verschiedene Pingu-Tricks als Joker auf dem Boden, falls einzelnen Kindern nichts einfallen sollte. Auch die anderen Kinder oder der Trainer sollen helfen. Wichtig ist, dass jeder etwas benennen kann, worauf er besonders stolz ist. Im Anschluss daran soll thematisiert werden, warum es wichtig ist, seine eigenen Stärken zu kennen und sich selbst auch zwischendurch zu loben. Das hilft in schwierigen Situationen, wenn man noch nicht ganz richtig weiß, wie es weiter gehen soll. Auch wenn mal etwas nicht so gut klappt, kann das Besinnen auf die Stärken hel-

fen, dass man nicht zu sehr verzweifelt ist und nach vorne schaut. Auch der Trainer lobt die Kinder nochmals für ihre persönlichen Stärken.

> **Hinweis:**
> Der Rundblitz sollte so umgesetzt werden, dass die Kinder genug Zeit haben, ihre Stärke zu finden, um sie dann laut zu benennen. Auf die Regeln („Alle hören zu."; „Keiner macht einen Kommentar.") sollte hingewiesen werden.

Regelmäßige Entspannung mit PMR (10 Minuten)

Siehe Anleitung von Sitzung 2. Auch in dieser Sitzung kann eine verkürzte Form der PMR durchgeführt werden.

Belohnungskarte ausfüllen (5 Minuten)

Der Trainer weist darauf hin, dass die Punktezahl im Abschlussgespräch zusammen mit den Eltern ausgewertet wird. Daraufhin erhalten die Kinder dann die im Erstgespräch mit den Eltern vereinbarte Belohnung (vgl. Material D3).

Abschlussurkunde (10 Minuten)

Zum Abschluss der Sitzung erhalten die Kinder eine Urkunde (vgl. Material K 6.8). Diese sollte auf buntes Papier gedruckt werden und die Unterschrift des Trainers enthalten. Alternativ können auch Trainingsphotos von der gesamten Gruppe gemacht und diese auf die Urkunde geklebt oder gedruckt werden.

> „Nun sind wir am Ende unseres Trainings angelangt. Ihr habt viel über Schmerzgeister, Mega-Geister, Zaubersprüche sowie viele andere Pingu-Tricks gelernt und angewendet. Damit ihr die Pingu-Tricks nicht vergesst, solltet ihr sie regelmäßig einsetzen, besonders die Entspannung. Dann bleibt euer Schmerztor geschlossen und die Schmerzgeister und Mega-Geister haben keine Chance."

Abschließend werden die *Spielminuten* eingelöst (5 bis 10 Minuten), dann soll das *Stundenprotokoll* (vgl. Material K IV) ausgefüllt werden (2 Minuten).

Hinweise zur Einzeltherapie

Der Aufbau der Einzelsitzung ist identisch mit dem Aufbau der Gruppensitzung.

Kapitel 7

Elternarbeit

Chronische Erkrankungen betreffen die gesamte Familie, weswegen ein Einbezug der Eltern in die Schulung sehr wichtig ist. Die Schulung der Eltern findet begleitend zu den Sitzungen der Kinder als Gruppenschulung statt. Unsere Erfahrungen haben gezeigt, dass der erste Elternabend nach der dritten und der zweite Elternabend nach der vierten Sitzung durchgeführt werden sollte. Alternativ können die Inhalte auch in einem Elternabend zusammengefasst werden. Das gilt vor allem für das Einzeltraining. Das übergeordnete Ziel der Schulung ist es, die Eltern darin zu bestärken, die Selbstmanagementkompetenzen ihrer Kinder zu fördern und dysfunktionale Zuwendungsstrategien, vor allem in der Schmerzsituation, abzubauen.

Rahmenbedingungen

Die Schulung der Eltern sollte vom Trainer und einer Ernährungsberaterin gemeinsam durchgeführt werden. Die gesamte Schulung dauert ungefähr 90 bis 100 Minuten und kann einmalig stattfinden oder sich über zwei Abende mit jeweils 45 bis 50 Minuten erstrecken. Der Schulungsraum sollte über Tische, Stühle und eine Tafel verfügen. Die Tische sollten so zusammengestellt werden, dass die Eltern miteinander in Kontakt treten können, aber auch einen freien Blick auf die Tafel haben. Unsere Erfahrungen haben gezeigt, dass die Eltern sich sehr für die konkreten Inhalte aus den Kindersitzungen interessieren. Deswegen sollten einzelne Materialien, wie zum Beispiel die Auslöser (Schmerzgeister) sowie die Bewältigungsstrategien (Pingu-Tricks) in der Mitte des Tisches als Anschauungsmaterial bereit liegen.

Begrüßung (2 Minuten)

Ziele:
- Berührungsängste verlieren
- Aufbau eines vertrauensvollen Umgangs

Vorgehen: Der Trainer stellt sich kurz vor. In der Regel kennen die Eltern den Trainer von den dia-

Material		Inhalte
Materialien aus Kindertraining		
Material K I	Flipchart	Happy-Pingu
	Arbeitsheft	
Material K 1.3	laminierte Kärtchen aus Kindertraining	Schmerzgeister aus Kindertraining
	laminierte Kärtchen aus Kindertraining	Pingu-Tricks
Arbeitsblätter für die Eltern		
Material E 1	Arbeitsblatt	Warnzeichen
Material E 2	Arbeitsblatt	Zusammenfassung Krankheitsmodell
Material E 3	Arbeitsblatt	Leichte Vollkost
Material E 4	Arbeitsblatt	Ballaststoffreiche Lebensmittel
Material E 5	Arbeitsblatt	Ernährungstipps bei Fructosemalabsorption
Material E 6	Arbeitsblatt	Ernährungstipps bei Laktoseunverträglichkeit
Material E 7	Arbeitsblatt	Buchtipps zum Weiterlesen

gnostischen Sitzungen. Anschließend findet eine kurze Vorstellungsrunde statt, in der auch die Erwartungen jedes Teilnehmers erfragt werden sollen. Der Trainer kann gegebenenfalls die Erwartungen an der Tafel oder auf einem Flipchart notieren.

Ablauf Elternabend vorstellen (5 Minuten)

Der Ablauf wird vom Trainer kurz vorgestellt:
1. Einleitung Schmerz (akuter vs. chronischer Schmerz).
2. Inhalte Kindertraining vorstellen (Arbeitsheft).
3. Schmerzmodell („Um was handelt es sich?" „Was können wir tun?").
4. Rolle der Eltern: „Wie unterstütze ich mein Kind, wenn es Schmerzen hat?"
5. Zusammenfassung.
6. Ernährungsumstellung (Leichte Vollkost).
7. Blähende Nahrungsmittel und ballaststoffreiche Lebensmittel.
8. Ernährungstipps bei spezifischen Unverträglichkeiten (Fructosemalabsorption, Laktoseunverträglichkeit).
9. Abschlussrunde.

Einleitung Schmerz (2 Minuten)

Ziel:
• Krankheitsverständnis aufbauen

Vorgehen: Der Trainer erläutert, dass Schmerz eine ganz normale physiologische Reaktion und sinnvoll ist. Akuter Schmerz signalisiert der Person, dass etwas nicht in Ordnung ist. Bei chronischem Schmerz ist diese Signalfunktion verloren gegangen. Der Körper „überreagiert" und der

Schmerz chronifiziert bis ins Erwachsenenalter. Anhand dieser Hintergrundinformation wird verdeutlicht, dass es richtig und notwendig ist, frühzeitig gegen die Schmerzen anzugehen.

Inhalte Kindertraining (5 Minuten)

Ziele:
• Vertrauen in die kindlichen Kompetenzen stärken
• Transparenz für die Eltern

Vorgehen: Die einzelnen Inhalte können kurz – zum Beispiel anhand einer Tabelle (vgl. Tabelle 6) vorgestellt und erläutert werden. Arbeitsmaterialien sollen das Vorgehen verdeutlichen. Die Eltern sollen sehen, was ihre Kinder bereits gelernt haben.

Schmerzbewältigungsstrategien aus dem Kindertraining vorstellen

Die Eltern sollen die Schmerzbewältigungsstrategien aus dem Kindertraining kennenlernen, damit das Kind auf gelernte Strategien (Pingu-Tricks) hingewiesen werden kann (z. B. Fantasiereise; PMR; Schmerzen ausatmen; ablenken; Zeitstrukturierung, Mega-Geister mit Pingu-Trick „Zauberspruch" wegzaubern). Hierzu können die Pingu-Tricks (s. Materalen aus Kindertraining) aus dem Kindertraining entweder an der Tafel befestigt oder auf dem Tisch ausgebreitet werden. Der Trainer weist anschließend noch einmal darauf hin, wie wichtig es ist, dass Kind darin zu bestärken, die Strategien selbstständig anzuwenden.

Gegebenenfalls kann der Trainer noch das Thema „*Zeitstrukturierung*" genauer mit den Eltern be-

Tabelle 6: Interventionsbereiche des Kindertrainings

Sitzung	Motto der Sitzung	Interventionsbereich
1	Woher kommen meine Schmerzgeister?	Vermittlung von Wissen und Bewältigungsstrategien (Entspannung)
2	Paula und der Stress	
3	Mit Pingu-Tricks geht es mir besser!	
4	Paul und die Mega-Geister	Veränderung von negativen Gedanken
5	Ablenken macht Spaß!	Aufmerksamkeitslenkung und Förderung positiven Erlebens
6	Happy-Koffer zum Wohlfühlen	Ressourcenstärkung

sprechen. Hierbei ist zentral, dass sich die Wochenplanung einiger Kinder mehr nach Arbeit als nach Freizeit anhört. Dabei ist es außerordentlich wichtig, dass Kinder freie Zeit zur Verfügung haben, damit die vielen gewonnenen Eindrücke im Gehirn verarbeitet werden können. Gegebenenfalls kann der Trainer noch allgemeine Informationen zum Entwickeln und Verändern von Hobbies geben: Ab einem Alter von ca. 7 bis 8 Jahren entwickeln Kinder Interesse an bestimmten Freizeitaktivitäten. Anfangs wechseln die Vorlieben sehr schnell. Viel zu früh wird eine Vielzahl von Kursen belegt. Manchmal ist das für die Kinder Zeitvertreib, manchmal auch richtig anstrengend. Montag Ballett, Dienstag Reiten, Mittwoch Gitarre. Ein richtiges Hobby entwickelt sich langsam. Es sollte generell darauf geachtet werden, dass die Kinder genügend Freizeit, d.h. Zeit zum Ausruhen und Entspannen haben.

Schmerzmodell (20 Minuten)

Ziele:
- Krankheitsmodell vermitteln
- Eigene Einflussmöglichkeiten erkennen
- Emotionale Entlastung durch gegenseitigen Austausch

Vorgehen: Der Trainer erarbeitet zusammen mit den Teilnehmern ein zusammenfassendes Krankheitsmodell (vgl. Abbildung 10). Es werden Auslöser und aufrechterhaltende Faktoren sowie daraus resultierende Konsequenzen für das Kind und deren Familie dargestellt. Die einzelnen Komponenten des Modells werden in der Reihenfolge der Nummerierung an der Tafel mit Magneten befestigt und mit Beispielen untermauert. Als Hintergrundinformation kann sich der Trainer an Kapitel 2.3 orientieren. Insgesamt sollte darauf geachtet werden, dass den Eltern Folgendes zum Modell vermittelt wird:

1. *Empfindsamkeit der Darmfunktion (Schmerzgedächtnis):* Der Trainer erklärt, was unter einer besonderen Empfindsamkeit der Darmfunktion zu verstehen ist. Beispiel: Einige Menschen frieren, obwohl sich andere Menschen bei gleicher Temperatur wohl fühlen. Die Bauchschmerzen beruhen einerseits auf einer Intensivierung normaler, gesunder Darmfunktion und andererseits wird die Darmfunktion verstärkt wahrgenommen (Noeker, 2008). Forscher sprechen im Zusammenhang mit chronischen Schmerzen oft von einem sogenannten Schmerzgedächtnis. Was das bedeutet kann der Trainer folgendermaßen erklären: Wiederholte

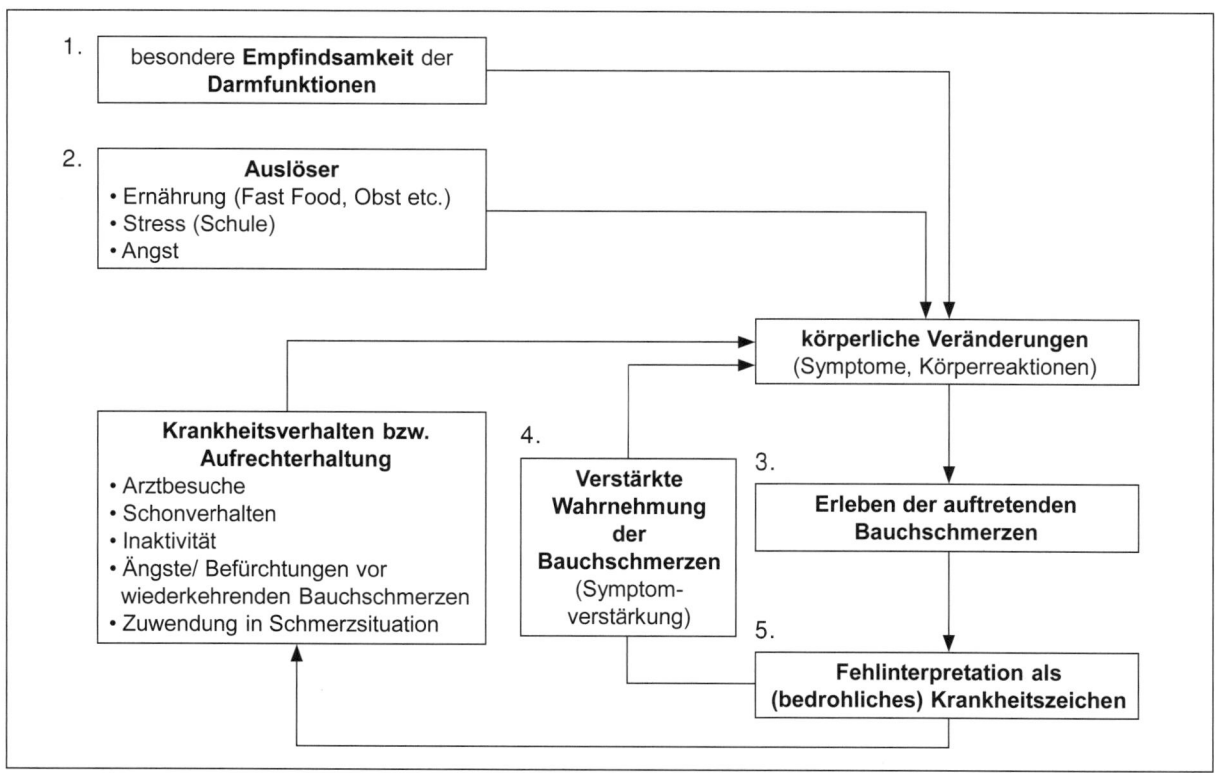

Abbildung 10: Schmerzmodell für den Elternabend (in Anlehnung an Rief & Hiller, 1998)

Schmerzreize (z. B. durch Entzündungen) tragen zu einer Änderung synaptischer Übertragungsvorgänge bei; das System der Schmerzverarbeitung wird beeinflusst und ändert sich. Die Aktivierung erfolgt dadurch nicht mehr durch hochschwellige, sondern durch niedrigschwellige Nozizeptoren (Schmerzwahrnehmung). Die Folge ist, dass eine Umstrukturierung des Zentralnervensystems erfolgt. Zudem haben Erfahrungen gezeigt, dass viele Familienmitglieder von Betroffenen (z. B. Eltern oder Geschwister) ähnliche Symptome berichten. Die Kinder lernen auch von ihren Eltern oder die Eltern fühlen sich hilflos, weil sie das auch bereits erlebt haben.

2. *Auslöser:* Die Auslöser können durch das Zusammentragen der elterlichen Erfahrungen bearbeitet werden. Im Vordergrund steht, dass die Eltern auf die Wahrnehmungsschulung der Kinder hingewiesen werden. Einige Auslöser sind den Eltern vielleicht noch nicht bewusst, deshalb sollte der Trainer ggf. ergänzen, was die Kinder berichtet haben.

> **Hinweis:**
>
> Die Ernährungsgewohnheiten werden im zweiten Teil der Schulung ausführlich besprochen.

3. *Erleben der Bauchschmerzen:* Der Trainer sollte an dieser Stelle einen Austausch zwischen den Eltern anregen: „Welche Symptome hat Ihr Kind?" „Worüber klagt Ihr Kind?" Ziel dabei ist, dass die Eltern emotional entlastet werden, indem sie erfahren, dass auch andere Kinder unter solchen Bauchschmerzen leiden und die Erfahrungen ihrer Kinder nicht ungewöhnlich sind. Für den weiteren Krankheitsprozess ist es jedoch entscheidend, wie viel Aufmerksamkeit auf diese Symptome gerichtet wird und wie die Symptome interpretiert werden.

4. *Verstärkte Wahrnehmung:* Die Eltern sollen erfahren, dass bei einer erhöhten Aufmerksamkeit auf die Schmerzen diese intensiver wahrgenommen werden. Es entsteht sozusagen ein Teufelskreislauf. Dieser Zusammenhang sollte durch anregende Fragen von den Eltern selbst erarbeitet werden. Die Diskussion kann zum Beispiel mit folgender Frage eingeleitet werden: „Was kann passieren, wenn ich meine Wahrnehmung auf Schmerzen richte?" Als Hilfestellung können auch einige Situationen beschrieben werden (z. B. sich das Schienbein am Stuhl anstoßen und dann die Aufmerksam-

keit auf das Bein richten). Dann fasst der Trainer die Antworten zusammen. Zentral ist hierbei die Aussage, dass eine Konzentration auf Schmerzen deren erlebte Intensität steigern kann. Man kann diesen Prozess auch mit einem kleinen Experiment verdeutlichen, wie dies mit den Kindern gemacht wurde (vgl. Sitzung 5). Die verstärkte Wahrnehmung kann dazu führen, dass die akuten Schmerzen als *bedrohliches Krankheitszeichen fehlinterpretiert* (Punkt 5 im Schmerzmodell) werden. Den Eltern wird dabei noch einmal das Vorgehen im Kindertraining erläutert: Die Kinder lernen im Training ihren eigenen, typischen Schmerz gut kennen (z. B. durch Selbstbeobachtung mittels Tagebuch) und demzufolge können Abweichungen besser wahrgenommen werden. Sie wissen, dass dieser typische Schmerz unangenehm, aber auch ungefährlich ist (s. ausführliche ärztliche Diagnostik). Die Kinder lernen auch, sich an die Eltern zu wenden, wenn ihnen Abweichungen auffallen. Bei diesen „Abweichungen" kann es sich um relevante Warnsignale handeln. Solche „Warnzeichen" *(vgl. Material E 1)* sollen die Eltern kennenlernen. Bei Auftreten dieser Symptome sollte ein Arzt konsultiert werden. Anschließend geht der Trainer näher darauf ein, wie Eltern auf den Teufelskreislauf positiv Einfluss nehmen können. Hierzu gibt der Trainer folgende Situation vor: „Stellen Sie sich vor, Ihr Kind stolpert, fällt hin und schlägt sich das Knie auf und weint. Wie reagieren Sie als Eltern darauf?" Die Antworten der Eltern können an der Tafel oder auch auf Blättern festgehalten werden. Um den gegenseitigen Austausch der Eltern untereinander zu fördern, kann der Trainer folgende Anregungen geben: „Durch welche Haltung signalisieren Sie Ihrem Kind, (a) es ist etwas Schlimmes (nicht zur Schule gehen, Sorgen, Zuwendung) oder (b) es ist nichts Schlimmes (ignorieren, Schmerzen ausreden)?"

Der Trainer fasst das Gesagte zusammen und betont, dass sowohl die Zuwendung (Reaktion a) als auch ein Ignorieren (Reaktion b) nicht ideal für das Kind sind. Der Trainer begründet dies damit, dass bei vermehrter Zuwendung (a) das Kind lernt, dass Schmerzen sich auch lohnen. Hingegen fühlt sich das Kind bei Reaktion (b) nicht ernst genommen und wird den Schmerz in Zukunft wahrscheinlich verheimlichen.

Der Trainer fasst anschließend die Rolle der Eltern (bezogen auf das Schmerzmodell) zusammen. Zentrale Aussage sollte dabei sein: Die Umgebung hat Einfluss, ob ein Kind sich auf die Bauchschmerzen fokussiert. Eine angemessene Reaktion auf die Schmerzen, wie zum Beispiel die Schmerzen sind real, aber nicht gefährlich, führt dazu, dass sich das Kind einerseits ernst genommen fühlt, andererseits wird eine übersteigerte Angst im Zusammenhang mit den auftretenden Schmerzen verhindert. Darüber hinaus soll das Kind im selbstständigen Umgang mit seinen Schmerzen unterstützt werden.

Rolle der Eltern: „Wie unterstütze ich mein Kind, wenn es Schmerzen hat?" (10 Minuten)

Ziel:
- Förderung des selbstständigen und selbstverantwortlichen Umgangs des Kindes mit seinen Bauchschmerzen

Vorgehen: Der Trainer erfragt konkrete Vorschläge, wie die Eltern ihr Kind im selbstständigen Umgang mit den auftretenden Bauchschmerzen unterstützen können. Die Antworten werden an der Tafel oder auf Blättern notiert und zusammengefasst. Hier geht es darum, dass ganz konkrete Verhaltensweisen erarbeitet werden, die die Eltern einsetzen können. Zum Beispiel könnte eine hilfreiche Reaktion wie folgt aussehen: „Du hast Schmerzen. Hast du eine Idee, was du machen kannst?"; „Was hat dir das letzte Mal geholfen?" „Denke an deine Pingu-Tricks!" Das Kind soll die Pingu-Tricks selbstständig anwenden und dann erzählen, ob die Schmerzen verschwunden sind (ggf. Warnzeichen beachten). Wichtig ist, dass die Eltern ihr Kind für die selbstständige Schmerzbewältigung loben. Somit erhält das Kind Zuwendung von den Eltern, wenn es die Schmerzen erfolgreich bewältigt hat und nicht in der Schmerzsituation selber.

Zusammenfassung (5 Minuten)

Anschließend fasst der Trainer die Inhalte kurz zusammen und geht dabei insbesondere noch einmal auf die Unterstützungsmöglichkeiten der Eltern ein.

„Bedenken Sie, dass Ihr Kind im Training viele Strategien erlernt hat, um mit auftretenden Bauchschmerzen angemessen umzugehen. Gerne können Sie vor allem in sehr schwierigen Situationen Ihr Kind ermutigen, selber etwas gegen seine Bauchschmerzen zu tun."

Die Eltern erhalten die Zusammenfassung als Arbeitsblatt (vgl. Material E 2).

Ernährung

Ziel:
- Vermitteln von Strategien zur Vermeidung von ernährungsbedingten Auslösern

Vorgehen: Die Eltern erhalten Informationen zu bestimmten Auslösern. Diese Informationen sollten je nach Gruppe und deren Anforderungen spezifisch zusammengestellt werden. Die Arbeitsblätter dienen als Grundlage. Besprochen werden sollten: Ernährungsumstellung, blähende Nahrungsmittel, ballaststoffreiche Lebensmittel sowie eventuell Ernährungstipps bei Unverträglichkeiten (Fructosemalabsorption, Laktoseunverträglichkeit). Die Umsetzung dieser Schulungsinhalte sollte zusammen mit einer Ernährungsfachkraft realisiert werden.

Ernährungsumstellung!? (10 Minuten)

Allgemein sollte auf die Notwendigkeit einer gesunden, vollwertigen Ernährung hingewiesen werden. Es gibt keine Ernährungstherapie, die auf jeden Fall hilft: Bei Verdacht auf eine spezifische Unverträglichkeit, ist eine diagnostische Abklärung beim Arzt sinnvoll. Nahrungsmittel werden jedoch auch manchmal zu vorschnell für die Symptome verantwortlich gemacht. Dazu wird das Ernährungstagebuch eingeführt, um Auffälligkeiten herauszufinden.

„Wie die Ernährung optimal zusammengesetzt sein sollte, kann von Kind zu Kind sehr unterschiedlich sein. Führen Sie ein Ernährungstagebuch, welches dazu dient, gut und schlecht verträgliche Nahrungsmittel zu identifizieren. So können Sie bei Bedarf gemeinsam mit Ihrem Arzt herausfinden, ob ein Zusammenhang zwischen bestimmten Lebensmitteln und den Bauchschmerzen besteht. Notieren Sie folgende Angaben im Ernährungstagebuch: Nahrungsmittel, Getränke, Aktivität und Symptome. Sie sollten das Tagebuch auch dann führen, wenn Ihr Kind keine Beschwerden hat. Denn nur so erhalten Sie Aufschluss darüber, welche Nahrungsmittel als Auslöser der Symptome in Frage kommen."

Der Trainer kann folgende Tabelle auch beispielhaft an die Tafel malen.

Nahrungs-mittel	Getränk	Aktivität	Symptome
...	...	...	...

Leichte Vollkost (10 Minuten)

Die Eltern erhalten das Arbeitsblatt: Leichte Vollkost (vgl. Material E 3).

„Gerade zu Beginn der Symptomatik ist es
vorteilhaft, den Verdauungstrakt erstmal zu
entlasten, so dass er zur Ruhe kommt. Beschwerden wie Durchfall, Völlegefühl, Schmerzen,
Druck und Übelkeit sollen hierdurch gemindert
werden. Im Vergleich zur „normalen" Vollkost
unterscheidet sich die leichte Vollkost durch
Weglassen von Lebensmitteln, Getränken und
Speisen, die erfahrungsgemäß bei den verschiedenen Erkrankungen des Magen-Darm-Trak-
tes Unverträglichkeiten auslösen. Der Körper
erhält trotzdem alle notwendigen Nährstoffe in
ausreichendem Maße."

Ballaststoffreiche Ernährung (10 Minuten)

Ballaststoffe sind für den Körper von großer Bedeutung, da sie den Darmbakterien als Nahrungs-
grundlage dienen. So stärkt eine gesunde Darm-
flora beispielsweise unser Immunsystem. Das
Arbeitsblatt (vgl. Material E 4) wird den Eltern
ausgeteilt. Der Trainer beschreibt, was bei einer
ballaststoffreichen Ernährung zu beachten ist.
Wenn das Kind bisher nur sehr wenig ballaststoffreiche Lebensmittel aufgenommen hat, sollte
die Zufuhr schrittweise und in kleinen Mengen
gesteigert werden. So kann anfänglich mit einem
ballaststoffreichen Lebensmittel (am besten Brot),
was dem Kind zu einer Mahlzeit gereicht wird,
gestartet werden. Auf diese Weise gewöhnt sich
der Magen-Darm-Trakt an die gesunde Kost. Wenn
keine Beschwerden auftreten, kann die Menge

erhöht werden (z. B. morgens und abends). Erst
dann sollte ein weiteres Lebensmittel hinzu kommen. Der Trainer sollte zudem darauf hinweisen,
dass stark ballaststoffreiche Lebensmittel häufig
zu Blähungen führen. Dann erläutert der Trainer
kurz, was Blähungen sind und welche Tipps es
gibt, um Speisen verträglicher zu machen.

„Was sind Blähungen? Gelangen zu viele der
blähenden Nahrungsbestandteile in den Dick-
darm, sind diese für bestimmte Darmbakterien
ein guter Nährboden, um sich stark zu vermeh-
ren. Zersetzen sie dann den Darminhalt, entstehen große Mengen gasförmiger Spaltprodukte.
Diese Gase blähen den Darm auf. Gemeinsam
mit den nicht mehr vom Körper verwertbaren
Stoffen werden die Gase zum Darmausgang
geschoben und entweichen dort. Um blähende
Speisen verträglicher zu machen, können diese
beispielsweise mit Anis, Fenchel, Kümmel,
Koriander oder Kardamom gewürzt werden.
Auch frisches Brot wird durch den Zusatz dieser Gewürze bekömmlicher."

Im Anschluss daran erhalten die Eltern je nach
spezifischen Anforderungen, bei deren Kindern
eine Fructosemalabsorption (vgl. Material E 5)
oder/und eine Laktoseunverträglichkeit (vgl. Material E 6) festgestellt worden ist, die jeweiligen
Arbeitsblätter.

Buchtipps (2 Minuten)

Zum Abschluss erhalten die Eltern das Material
E 7. Der Trainer weist darauf hin, dass das Arbeitsblatt Tipps zu weiterführender Literatur rund
um das Thema Ernährung enthält.

Abschlussrunde (2 Minuten)

Der Trainer erfragt die momentane Stimmung
der Eltern und bittet um eine kurze Einschätzung
des Elternabends. Folgende Fragen können dabei
gestellt werden: „Was nehme ich vom heutigen
Abend mit?"; „Wie geht es mir?"; „Was ich noch
sagen wollte ..."

Kapitel 8

Evaluation des Programmes

Im Rahmen einer randomisiert kontrollierten Evaluationsstudie (RCT-Studie) wurde das in diesem Buch vorgestellte Training auf seine Wirksamkeit untersucht. Bereits in einer Pilotstudie konnten erste positive Effekte gezeigt werden: Die Kinder berichteten über weniger Schmerzen und eine positivere Lebensqualität im Anschluss an das Training (Warschburger & Groß, 2008). Die Ergebnisse der RCT-Studie bestätigten diese positiven Ergebnisse und zeigten zudem, dass eine Teilnahme am Schmerzbewältigungstraining „Stopp den Schmerz mit Happy-Pingu" mit einer deutlichen Verringerung der Schmerzen und mit einer Steigerung der gesundheitsbezogenen Lebensqualität im Vergleich zu einer unbehandelten Kontrollgruppe einhergeht.

Die Rekrutierung erfolgte im Rahmen einer umfassenden Erhebung zur psychosozialen Befindlichkeit von Kindern und Jugendlichen. Schulkinder, die in einem Screening-Interview angaben, mindestens einmal wöchentlich unter Bauchschmerzen zu leiden und keine organische Ursache für die Schmerzen angeben konnten, wurden zu einer ausführlichen diagnostischen Untersuchung eingeladen. Insgesamt nahmen 36 Kinder an der diagnostischen Untersuchung teil, welche sowohl von einem Arzt als auch einer Diplom-Psychologin durchgeführt wurde. Für die Teilnahme am Training mussten folgende Ein- und Ausschlusskriterien erfüllt sein: Alter zwischen 7 bis 12 Jahren; Einwilligung zur Teilnahme an der RCT-Studie; chronische Bauchschmerzen (nach Rome-III; ICD-10); keine frühere Teilnahme an einem Training zum Störungsbild sowie Ausschluss einer psychischen Störung.

Von den 36 untersuchten Kindern wurden 7 vom Bauchschmerztraining ausgeschlossen: Ein Kind hatte ausschließlich Kopf- und Ohrenschmerzen, vier Kinder hatten seltener als einmal wöchentlich Bauchschmerzen und erfüllten somit nicht das Häufigkeitskriterium für die Diagnose von CBS; zwei Kinder erfüllten die Kriterien für eine psychische Störung nach ICD-10.

Insgesamt nahmen 29 Kinder im Alter von 6,6 bis 11,9 Jahren (MW = 9,59; SD = 1,54) an der Studie

teil, 3 Jungen und 26 Mädchen. Nach Angaben der Eltern bestanden die Bauchschmerzen zum ersten Messzeitpunkt (Baseline) bereits zwischen 6 Monaten und 6 Jahren (MW = 2,77; SD = 1,71). Zudem fanden aufgrund der Bauchschmerzen im letzten Jahr bis zu 12 Arztkontakte (Kinderarzt oder Kindergastroenterologe) statt (MW = 2,86; SD = 3,45). Die 29 Kinder wurden randomisiert der Interventionsgruppe (IG) und der Wartekontrollgruppe (WKG) zugewiesen.

Zu drei Messzeitpunkten (Baseline, Post und 3-Monats-Follow-up) wurden Daten für die Evaluation des Programms erhoben. Nach Abschluss der fünfwöchigen Trainingsphase erfolgte für die Interventionsgruppe die Therapieerfolgsmessung (Post-Messung) und nach drei Monaten die Katamnese zur Beurteilung der Langzeiteffekte (3-Monats-Follow-up). Im Anschluss daran (nach einer Wartezeit von insgesamt fünf Monaten) erhielten die Teilnehmer der Wartekontrollgruppe ebenfalls die Schulung.

Als primäre Outcomes wurden das Schmerzerleben sowie die gesundheitsbezogene Lebensqualität erhoben. Die Kinder füllten zu allen drei Messzeitpunkten das Schmerztagebuch „Wochenblatt" über jeweils zwei Wochen aus. Aus dem Wochenblatt wurden Häufigkeit, Dauer und Intensität der Bauchschmerzen sowie die eingesetzten Bewältigungsstrategien ermittelt. Eine Subskala des KINDL-R (Ravens-Sieberer & Bullinger, 2000) erfasste zudem die Einschränkung durch die Schmerzen. Zur Ermittlung der gesundheitsbezogenen Lebensqualität wurde der PedsQL™ (Varni et al., 2001) eingesetzt. Die vier Skalen körperliche Funktionsfähigkeit, psychische Funktionsfähigkeit, soziale Funktionsfähigkeit sowie Funktionsfähigkeit im schulischen Alltag erfassen generische Aspekte der gesundheitsbezogenen Lebensqualität. Zusätzlich wurde der Fragebogen zur Beurteilung der Behandlung (Mattejat & Remschmidt, 1999) eingesetzt. Auf einer Skala von 1 „überhaupt nicht" bis 5 „ganz genau" schätzten die Kinder ihre Zufriedenheit mit dem Programm ein.

Durch das Training und die darin vermittelten Schmerzbewältigungsstrategien (wie z. B. Entspannung, Ablenken) konnte das subjektive Schmerz-empfinden der Kinder reduziert werden: Die Kinder gaben im 3-Monats-Follow-up sowohl eine geringere Schmerzdauer, -intensität, -häufigkeit als auch eine geringere Einschränkung durch die Bauchschmerzen an. Erfreulich ist, dass in der Evaluationsstudie des vorliegenden Bauchschmerz-trainings eine vergleichbar hohe Effektstärke bezüglich der Schmerzreduktion erzielt werden konnte wie in einem bereits evaluierten kognitiv-behavioralen Gruppenprogramm für Kinder und Jugendliche mit chronischen Kopfschmerzen (Denecke & Kröner-Herwig, 2000). Bezogen auf die Lebensqualität konnte bei den Kindern der Interventionsgruppe die körperliche, psychische, soziale sowie schulische Funktionsfähigkeit deutlich gesteigert werden. Die positiven Veränderungen blieben auch im dreimonatigen Katamnesezeit-raum stabil, was auf einen gelungenen Transfer in den Alltag deutet. In der Wartekontrollgruppe ergaben sich über den fünfmonatigen Wartezeit-raum keine bedeutsamen Veränderungen hinsichtlich der erhobenen Schmerzparameter sowie der gesundheitsbezogenen Lebensqualität. Die Zu-friedenheit der Kinder mit dem Training war hoch (MW = 4,3; SD = 0,29).

Mit dem kognitiv-behavioralen Programm „Stopp den Schmerz mit Happy-Pingu" für Kinder mit CBS und deren Eltern konnte ein Training entwickelt werden, das von den betroffenen Kindern und deren Eltern sehr gut akzeptiert wird und Bauchschmerzen erfolgreich reduzieren sowie die gesundheitsbezogene Lebensqualität deutlich steigern kann.

Anhang

Glossar medizinischer Fachbegriffe

Abdominelle Migräne	Anfallsartige intensive Schmerzen von mindestens einer Stunde. Symptomfreie Intervalle über Wochen oder Monate begleitet von vasomotorischen Symptomen (Verkrampfung und Entspannung der Blutgefäße), Übelkeit oder Erbrechen.
Aerophagie	Luftschlucken.
Asthenie	Schnelle Ermüdbarkeit, Kraftlosigkeit, Schwäche.
Atemtest	Analyse der Ausatemluft um krankhafte Veränderungen des Magen-Darm-Traktes zu bestimmen bzw. deren Beseitigung zu bestätigen. Hauptanwendungsgebiete sind der Nachweis von Helicobacter pylori und Unverträglichkeiten einzelner Zuckerarten.
Chronisch-entzündliche Darmerkrankungen	Rezidivierende oder kontinuierliche Entzündung des Darms.
Colon Irritabile	Reizkolon, Synonym für Reizdarmsyndrom; rezidivierende krampfartige Abdominalschmerzen, Diarrhoe oder Obstipation, Völlgefühl, Blähungen.
Computertomographie	(Abkürzung CT) röntgendiagnostisches computergestütztes Bildgebungsverfahren.
c-reaktives Protein	Entzündungmarker.
Diarrhoe	Synonym für Durchfall.
Dyspepsie	Beschwerden (Schmerzen, Sodbrennen, Völlegefühl) unterschieldicher Genese, im Bereich des Oberbauchs.
Dyspnoe	Auch Kurzatmigkeit. Erschwerung der Atemtätigkeit mit subjektiver Atemnot, i. d. R. mit sichtbar verstärkter Atemtätigkeit.
Dysurie	Erschwertes, z. T. schmerzhaftes Wasserlassen.
Endoskopie	Ausleuchtung und Inspektion von Körperhohlräumen, auch „Spiegelung" genannt.
Epigastrium	Magengrube, Oberbauch.
Flatulenz	Aufblähung des Magens bzw. Darms (Blähungen) mit Abgang von Darmgasen (nervös, organisch oder nahrungsbedingt).
Fructosemalabsorption	Bei einer Fructosemalabsorption steht das Transportprotein GLUT 5 nicht in ausreichender Menge bzw. Qualität zur Verfügung. Dieses ist zur Aufnahme des Fruchtzuckers durch die Dünndarmschleimhaut ins Blut erforderlich. Die in den Dickdarm gelangenden Fruchtzuckermoleküle werden von Darmbakterien unter Abgabe von Wasserstoff verarbeitet.

Funktionelle Dyspepsie	Kennzeichnend sind wiederkehrende oder chronische Schmerzen oder ein Unwohlsein im oberen Bauchbereich, ohne dass organische Ursachen gefunden werden können.
Fybromyalgie	Durch chronische generalisierte Schmerzen im Bereich der Muskulatur, des Bindegewebes und der Knochen gekennzeichnete Erkrankung.
Gastritis	Magenschleimhautentzündung.
H_2-Atemtest	Siehe Atemtest. Messung der Konzentration des Wasserstoffs in der Ausatemluft, abhängig von der Menge der Kohlenhydrate, die über den Dickdarm in das Blut gelangen. Daraus kann auf eine Fehlbesiedelung von Bakterien im Dünndarm und folglich auf die bakterielle Zersetzung von Kohlenhydraten im Dickdarm geschlossen werden.
Harnstofftest	Dient zum Nachweis einer Infektion mit Helicobacter pylori im Magen. Der Patient muss eine Testlösung mit C13 markiertem Harnstoff trinken. Im Falle einer Infektion spaltet die Urease den aufgenommenen Harnstoff und setzt so C13 frei, das man nun in der Ausatemluft messen kann.
Helicobacter pylori	Stäbchenbakterium. Eine Infektion mit Heliobacter pylori gilt als Ursache vieler gastrointestinaler Beschwerden.
Hyperalgesie	Steigerung der Schmerzempfindung.
Kreatin	Organische Säure, die in Leber und Niere synthetisiert wird.
Laktoseintoleranz	Durch Laktasemangel verursachte Nichtverwertbarkeit des Milchzuckers. Symptomatisch sind Durchfälle in Verbindung mit dem Verzehr von Milch und Milchprodukten.
Lipase	Sammelbezeichnung für fettspaltende Enzyme.
Magnetresonanztomographie (MRT)	Computergestütztes bildgebendes Verfahren ohne potenziell schädliche ionisierende Strahlung.
Miktion	Entleerung der Harnblase.
Muskeldysthrophie	Erbliche Muskelerkrankung.
Palpitationen	Herzrasen.
Pankreas-Elastase	Die Pankreaselastase ist ein Enzym der Bauchspeicheldrüse (Pankreas). Es wird unverändert mit dem Stuhl ausgeschieden. Durch die Konzentration im Stuhl kann die Verdauungsleistung der Bauchspeicheldrüse beurteilt werden.
Pankreatitis	Entzündung der Bauchspeicheldrüse.
periumbilikal	Im Bereich des Bauchnabels lokalisiert.
pH-Metrie	Bestimmt die Quantität der in die Speiseröhre aufsteigenden Magensäure.

Pollakisurie	Häufiges Wasserlassen in kleinen Mengen, zum Teil schmerzhaft. Ein häufiges Symptom von Erkrankungen des Harntraktes.
Primärer somatosensorischer Cortex	Umschriebenes Areal im Großhirncortex für die sensorische Wahrnehmung.
Pylorospasmus	Funktionelle, neurogen oder mechanisch bedingte Muskelkontraktur des Magenpförtners. Dadurch Einengung des Magenausgangs.
Refluxösophagitis	Auch Refluxkrankheit. Gekennzeichnet durch Sodbrenen und saures Aufstoßen, vor allem im Liegen, beim Bücken und nach dem Essen.
Reizdarmsyndrom	Funktionelle Darmerkrankung. Synonyme Begriffe sind Irritables Darmsyndrom (IDS) bzw. Irritable Bowel Syndrome (IBS), Reizkolon, Colon irritabile (s. oben) und „nervöser Darm".
Singultus	Schluckauf. Unwillkürliche und schnelle Kontraktion des Zwerchfells.
Sonographie	Ultraschalldiagnostik.

(vgl. Baumgart, 2009; Pschyrembel, Klinisches Wörterbuch; ICD-10; Rome-III-Kriterien; Zopf, Baenkler, Silbermann, Hahn & Raithel, 2009)

Übersicht über die Materialien auf der CD-ROM

Diagnostische Sitzungen	D 1 Arztbogen
	D 2 Wochenblatt Schmerz
	D 3 Belohnungsvertrag zur Trainingsteilnahme
Kindertraining – allgemein	Material K I Happy-Pingu – Vorlage
	Material K II Schmerztor (Vorlage für DIN A3-Ausdruck)
	Material K III Bauchschmerztagebuch „Happy" (Vorlage für DIN A3-Ausdruck)
	Material K IV Stundenprotokoll
Kindertraining – Sitzung 1	Material K 1.1 Abmachung (vgl. Arbeitsheft für die Kinder)
	Material K 1.2 Belohnungskarte (vgl. Arbeitsheft für die Kinder)
	Material K 1.3 Schmerzgeister (Vorlage zur Erstellung von laminierten Kärtchen)
	Material K 1.4 Schmerzgeist-Joker (Vorlage zur Erstellung von laminierten Kärtchen)
	Material K 1.5 Schmerzgeister (vgl. Arbeitsheft für die Kinder)
	Material K 1.6 Schmerzgeister (Vorlage zur Erstellung von Kärtchen, die ins Arbeitsheft eingeklebt werden)
	HA 1 Entspannung für zu Hause I „Entspannungs-Durchblicker" (vgl. Arbeitsheft für die Kinder)
Kindertraining – Sitzung 2	Material K 2.1 Comic „Paula Eilig"
	Material K 2.2 Aufgabe zum Comic: „Paula Eilig" (vgl. Arbeitsheft für die Kinder)
	Material K 2.3 Situationskärtchen Schmerztor (Vorlage zur Erstellung von laminierten Kärtchen)
	Material K 2.4 Schmerzgeister können mir nichts anhaben! (vgl. Arbeitsheft für die Kinder)
	Material K 2.5 Pingu-Trick: Fantasiereise (Vorlage zur Erstellung eines laminierten Kärtchens)
	Material K 2.6 Pingu-Trick: Fantasiereise (Vorlage zur Erstellung eines Kärtchens, das ins Arbeitsheft eingeklebt wird)
	Material K 2.7 Pingu-Trick: PMR (Vorlage zur Erstellung eines laminierten Kärtchens)
	Material K 2.8 Hinweise zur Entspannung der Muskeln (vgl. Arbeitsheft für die Kinder)
	Material K 2.9 Pingu-Trick: PMR (Vorlage zur Erstellung eines Kärtchens, das ins Arbeitsheft eingeklebt wird)
	Material K 2.10 Schild Hier wird entspannt! (Vorlage zur Erstellung eines laminierten Schildes)
	HA 2 Entspannung für zu Hause II „Entspannungs-Durchblicker" (vgl. Arbeitsheft für die Kinder)

Kindertraining – Sitzung 3	Material K 3.1 Nahrungsmittel (Vorlage zur Erstellung von laminierten Kärtchen)
	Material K 3.2 Ernährungspyramide (vgl. Arbeitsheft für die Kinder)
	Material K 3.3 Nahrungsmittel (Vorlage zur Erstellung von Kärtchen, die ins Arbeitsheft eingeklebt werden)
	Material K 3.4 Comic „Paula Eilig"
	Material K 3.5 Notizen
	Material K 3.6 Pingu-Trick: Zeitstrukturierung (Vorlage zur Erstellung eines laminierten Kärtchens)
	Material K 3.7 Pingu-Trick: Zeitstrukturierung (Vorlage zur Erstellung eines Kärtchens, das ins Arbeitsheft eingeklebt wird)
	Material K 3.8 Anleitung Pingu-Trick: Schmerzen ausatmen (vgl. Arbeitsheft für die Kinder)
	Material K 3.9 Pingu-Trick: Schmerzen ausatmen (Vorlage zur Erstellung eines laminierten Kärtchens)
	Material K 3.10 Pingu-Trick: Schmerzen ausatmen (Vorlage zur Erstellung eines Kärtchens, das ins Arbeitsheft eingeklebt wird)
Kindertraining – Sitzung 4	Material K 4.1 Comic „Grübel Paul"
	Material K 4.2 Notizen
	Material K 4.3 Elemente für Gruppenarbeit: Schmerzspirale (Vorlage zur Erstellung von laminierten Kärtchen)
	Material K 4.4 Schmerzspirale (vgl. Arbeitsheft für die Kinder)
	Material K 4.5 Elemente für die Schmerzspirale (Vorlage zur Erstellung von Kärtchen, die ins Arbeitsheft eingeklebt werden)
	Material K 4.6 Anleitung PMR – Entspannung der Muskeln (vgl. Arbeitsheft für die Kinder)
Kindertraining – Sitzung 5	Material K 5.1 Stopp-Schild als Zauberstab (Vorlage zur Erstellung eines laminierten Kärtchens)
	Material K 5.2 Mega-Geister (Vorlage zur Erstellung von Kärtchen)
	Material K 5.3 Notizen
	Material K 5.4 Pingu-Trick: Zauberspruch (Vorlage zur Erstellung eines laminierten Kärtchens)
	Material K 5.5 Pingu-Trick: Zauberspruch (Vorlage zur Erstellung eines Kärtchens, das ins Arbeitsheft eingeklebt wird)
	Material K 5.6 „Das Sportfest" (1. Teil)
	Material K 5.7 „Das Sportfest" (2. Teil)
	Material K 5.8 Pingu-Trick: Ablenken (Vorlage zur Erstellung eines laminierten Kärtchens)
	Material K 5.9 Pingu-Trick: Ablenken (Vorlage zur Erstellung eines Kärtchens, das ins Arbeitsheft eingeklebt wird)

Kindertraining – Sitzung 6	Material K 6.1 Schmerz-Berg (vgl. Arbeitsheft für die Kinder)
	Material K 6.2 Was mir alles Spaß macht – Liste: Beliebtheit (vgl. Arbeitsheft für die Kinder)
	Material K 6.3 Was mir alles Spaß macht – Liste: Zeitumfang (vgl. Arbeitsheft für die Kinder)
	Material K 6.4 Happy-Pingu mit Koffer (Vorlage für DIN A3-Ausdruck)
	Material K 6.5 Happy-Koffer (vgl. Arbeitsheft für die Kinder)
	Material K 6.6 Pingu-Tricks für Gruppenarbeit: Happy-Koffer (Vorlage zur Erstellung von laminierten Kärtchen)
	Material K 6.7 Pingu-Tricks für Happy-Koffer (Vorlage zur Erstellung von Kärtchen, die ins Arbeitsheft eingeklebt werden)
	Material K 6.8 Abschlussurkunde
Arbeitsheft für die Kinder	Teile der Arbeitsmaterialien sind zu einem Arbeitsheft zusammengefasst
Elterntraining	Material E 1 Warnzeichen
	Material E 2 Zusammenfassung Krankheitsmodell
	Material E 3 Leichte Vollkost
	Material E 4 Ballaststoffreiche Lebensmittel
	Material E 5 Ernährungstipps bei Fructosemalabsorption
	Material E 6 Ernährungstipps bei Laktoseunverträglichkeit
	Material E 7 Buchtipps zum Weiterlesen

Literatur

Alexy, U., Clausen, K. & Kersting, M. (2008). Die Ernährung gesunder Kinder und Jugendlicher nach dem Konzept der optimierten Mischkost. *Ernährungs-Umschau, 3*, 168–177.

Alfvén, G. (1993). Preliminary findings on increased muscle tension and tenderness, and recurrent abdominal pain in children. A clinical study. *Acta Paediatrica, 82*, 400–403.

Apley, J. & Naish, N. (1958). Recurrent abdominal pains: A field study of 1000 school children. *Archives of Disease in Childhood, 33*, 165–170.

Basler, H. D. & Kröner-Herwig, B. (Hrsg.). (1998). *Psychologische Therapie bei Kopf- und Rückenschmerzen: das Marburger Schmerzbewältigungsprogramm zur Gruppen- und Einzeltherapie* (2., aktualisierte Auflage). München: Quintessenz.

Berger, T. & Damschen, U. (2000). Rezidivierende Bauchschmerzen. *Der Schmerz, 14*, 346–350.

Baumgart, D. C. (2009). Diagnostik und Therapie von Morbus Crohn und Colitis ulcerosa. *Deutsches Ärzteblatt, 106*, 123–133.

Campo, J. V., Bridge, J., Ehmann, M., Altman, S., Lucas, S., Birmahler, B., Iyengar, S. & Brent, D. (2004). Recurrent abdominal pain, anxiety, and depression in primary care. *Pediatrics, 113*, 817–824.

Chitkara, D. K., Rawat, D. J. & Talley, N. J. (2005). The epidemiology of childhood recurrent abdominal pain in western countries: A systematic review. *American Journal of Gastroenterology, 100*, 1868–1875.

Claar, R. L., Baber, K. F., Simons, L. E., Logan, D. E. & Walker, L. S. (2008). Pain coping profiles in adolescents with chronic pain. *Pain, 140*, 368–375.

Compas, B. E., Connor-Smith J. K., Saltzman H., Thomsen, A. H. & Wadsworth, M. E. (2001). Coping with stress during childhood and adolescence: Problems, progress, and potential in theory and research. *Psychological Bulletin, 127*, 87–127.

Denecke, H. & Kröner-Herwig, B. (2000). *Kopfschmerz-Therapie mit Kindern und Jugendlichen*. Göttingen: Hogrefe.

Dorn, L. D., Campo, J. C., Thato, S., Dahl, R. E., Lewin, D., Chandra, R. & Di Lorenzo, C. (2003). Psychological comorbidity and stress reactivity in children and adolescents with recurrent abdominal pain and anxiety disorders. *Journal of the American Academy of Child and Adolescent Psychiatry, 42*, 66–75.

Dufton, L. M., Konik, B., Colletti, R., Stanger, C., Boyer, M., Morrow, S. & Compas, B. E. (2008). Effects of stress on pain threshold and tolerance in children with recurrent abdominal pain. *Pain, 136*, 38–43.

Eccleston, C., Morley, S., Williams, A., Yorke, L. & Mastroyannopoulou, K. (2002). Systematic review of randomised controlled trials of psychological therapy for chronic pain in children and adolescents, with a subset meta-analysis of pain relief. *Pain, 99*, 157–165.

Egle, U. T. & Derra, C. (2002). Psychotherapie bei Schmerz. In H. Beck (Hrsg.), *Schmerztherapie* (Bd. 4, S. 162–166). Stuttgart: Thieme.

Ellert, U., Neuhauser, H. & Roth-Isigkeit, A. (2007). Schmerzen bei Kindern und Jugendlichen in Deutschland: Prävalenz und Inanspruchnahme medizinischer Leistungen. Ergebnisse der Kinder- und Jugendgesundheitssurveys (KIGGS). *Bundesgesundheitsblatt Gesundheitsforschung Gesundheitsschutz, 50*, 711–717.

Goodman, R. (1999). *Fragebogen zu Stärken und Schwächen. Manual.* Zugriff am 12.02.2008. Verfügbar unter http://www.sdqinfo.org

Groholt, E. K., Stigum, H., Nordhagen, R. & Kohler, L. (2003). Recurrent pain in children, socio-economic factors and accumulation in families. *European Journal of Epidemiology, 18*, 965–975.

Hildebrandt, J. (2003). *Göttinger Rücken-Intensiv-Programm (GRIP): Manual.* Berlin: Congress compact.

Hjern, A., Alfvén, G. & Östberg, V. (2008). School stressors, psychological complaints and psychosomatic pain. *Acta Paediatrica, 97*, 112–117.

Hotopf, M., Carr, S., Mayou, R., Wadsworth, M. & Wessely, S. (1998). Why do children have chronic abdominal pain, and what happens to them when they grow up? Population based cohort study. *British Medical Journal, 316*, 1196–1200.

Humphreys, P. A. & Gevirtz, R. N. (2000). Treatment of recurrent abdominal pain: Components analysis of four treatment protocols. *Journal of Pediatric Gastroenterology and Nutrition, 31*, 47–51.

Hyams, J. S. (1995). Recurrent abdominal pain in children. *Current Opion in Pediatrics, 7*, 529–532.

Ihle, W. & Herrle, J. (Hrsg.). (2003). *Stimmungsprobleme bewältigen: ein kognitiv-verhaltenstherapeutisches Gruppenprogramm zur Prävention, Behandlung und Rückfallprophylaxe depressiver Störungen im Jugendalter nach Clarke, Lewinson und Hops.* Tübingen: DGVT.

Kaufman, K. L., Cromer, B., Daleiden, E. L., Zaron-Aqua, A., Aqua, K. & Li, B. U. (1997). Recurrent abdominal pain in adolescents: Psychosocial correlates of organic and nonorganic pain. *Children's Health Care, 26*, 15–30.

Konijnenberg, A. Y., Uiterwaal, C. S., Kimpen, J. L. L., van der Hoeven, J., Buitelaar, J. K. & de Graeff-Meeder, E. R. (2005). Children with unexplained chronic pain: Substantial impairment in everyday life. *Archives of Disease in Childhood, 90*, 680–686.

Kröner-Herwig, B. (1998). Schmerzproblematik bei Kindern. In F. Petermann & D. Vaitl (Hrsg.), *Handbuch der*

Entspannungsverfahren. Band 2: Anwendungen (S. 90–105). Weinheim: Beltz Psychologie Verlags Union.

Kropp, P. & Niederberger, U. (2002). Verhaltensmedizinische Therapieverfahren. In B. Schockenhoff (Hrsg.), *Spezielle Schmerztherapie* (S. 151–178). München: Urban & Fischer.

Langer, S. L., Romano, J. M., Levy, R. L., Walker, L. S. & Whitehead, W. E. (2009). Catastrophizing and parental response to child symptom complaints. *Children's Health Care, 38,* 1–16.

Liakopoulou-Kairis, M., Alifieraki, T., Protagora, D., Korpa, T., Kondyli, K., Dimosthenous, E., Christeopoulos, G. & Kovanis, T. (2002). Recurrent abdominal pain and headache: Psychopathology, life events and family functioning. *European Child and Adolescent Psychiatry, 11,* 115–122.

Marx, A. (2002). Grundlagen der Schmerztherapie. In B. Schockenhoff (Hrsg.), *Spezielle Schmerztherapie* (S. 3–22). München: Urban & Fischer Verlag.

Mattejat, F. & Remschmidt, H. (1999). *Fragebogen zur Beurteilung der Behandlung (FBB). Manual.* Göttingen: Hogrefe.

Mulvaney, S., Lambert, E. W., Garber, J. & Walker, L. S. (2006). Trajectories of symptoms and impairment for pediatric patients with functional abdominal pain: A 5-year longitudinal study. *Journal of the American Academy of Child and Adolescent Psychiatry, 45,* 737–744.

Noeker, M. (2008). *Funktionelle und somatoforme Störungen im Kindes- und Jugendalter.* Göttingen: Hogrefe.

Pace, F., Zuin, G., Di Giacomo, S., Molteni, P., Casini, V., Fontana, M. & Porro, G. B. (2006). Family history of irritable bowel syndrome is the major determinant of persistent abdominal complaints in young adults with a history of pediatric recurrent abdominal pain. *World Journal of Gastroenterology, 12,* 3874–3877.

Palermo, T. M., Eccleston, C., Lewandowski, A. S., Williams, A. C. & Morley, S. (2010). Randomized controlled trials of psychological therapies of chronic pain in children and adolescents: An updated meta-analytic review. *Pain, 148,* 387–397.

Palermo, T. M., Wilson, A. C., Peters, M., Lewandowski, A. & Somhegyi, H. (2009). Randomized controlled trial of an internet-delivered family cognitive-behavioral therapy intervention for children and adolescents with chronic pain. *Pain, 146,* 205–213.

Petermann, F. & Bahmer, J. (2009). Psychoedukation. In S. Scheider & J. Margraf, *Störungen im Kindes- und Jugendalter* (Lehrbuch der Verhaltenstherapie, Bd. 3, S. 193–208). Berlin: Springer.

Petermann, F., Wiedebusch, S., Kroll, T. & Mühlig, S. (1996). Schmerz im Kindesalter: Entwicklungspsychologische und verhaltensmedizinische Aspekte der Diagnostik und Behandlung. *Psychologische Rundschau, 47,* 15–29.

Peters, H. U. (2007). *Lexikon Psychiatrie, Psychotherapie, Medizinische Psychologie: Mit einem englisch-deutschen Wörterbuch als Anhang* (6., völlig neu bearbeitete und erweiterte Aufl.). München: Urban & Fischer.

Petersen, S., Bergstromm, E. & Brulin, C. (2003). High prevalence of tiredness and pain in young schoolchildren. *Scandinavian Journal of Public Health, 31,* 367–374.

Plunkett, A. & Beattie, R. M. (2005). Recurrent abdominal pain in childhood. *Journal of the Royal Society of Medicine, 98,* 101–106.

Pschyrembel, W. (1994). *Pschyrembel Klinisches Wörterbuch* (257., neu bearbeitete Aufl.). Berlin: de Gruyter.

Rasquin, A., Di Lorenzo, C., Forbes, D., Guiraldes, E., Hyams, J. S., Staiano, A. & Walker, L. S. (2006). Childhood functional gastrointestinal disorders: child/adolescent. *Gastroenterology, 130,* 1527–1537.

Ravens-Sieberer, U. & Bullinger, M. (2000). *KINDLR. Fragebogen zur Erfassung der gesundheitsbezogenen Lebensqualität bei Kindern und Jugendlichen. Revidierte Form. Manual.* Zugriff am 21.01.2008. Verfügbar unter http://kindl.org

Remschmidt, H., Schmidt, M. H. & Poustka, F. (Hrsg.). (2006). *Multiaxiales Klassifikationsschema für psychische Störungen des Kindes- und Jugendalters nach ICD-10 der WHO.* Bern: Huber.

Rief, W. & Hiller, W. (1998). *Somatisierungsstörung und Hypochondrie.* Göttingen: Hogrefe.

Robins, P. M., Smith, S. M., Glutting, J. J. & Bishop, C. T. (2005). A randomized controlled trial of a cognitive-behavioral family intervention for pediatric recurrent abdominal pain. *Journal of Pediatric Psychology, 30,* 397–408.

Roth-Isigkeit, A., Raspe, H. H., Stöven, H., Thyen, U. & Schmucker, P. (2003). Schmerzen bei Kindern und Jugendlichen - Ergebnisse einer explorativen epidemiologischen Studie. *Der Schmerz, 17,* 171–178.

Roth-Isigkeit, A., Thyen, U., Stöven, H., Schwarzenberger, J. & Schmucker, P. (2005). Pain among children and adolescents: Restrictions in daily living and triggering factors. *Pediatrics, 115,* e152–e162.

Ruoß, M. (1998). Wirksamkeit und Wirkfaktoren psychologischer Schmerztherapie: Eine Übersicht. *Verhaltenstherapie, 8,* 14–25.

Sanders, M. R., Rebgetz, M., Morrison, M., Bor, W., Gordon, A., Dadds, M. & Shepherd, R. (1989). Cognitive-behavioral treatment of recurrent nonspecific abdominal pain in children: An analysis of generalization, maintenance, and side effects. *Journal of Consulting and Clinical Psychology, 57,* 294–300.

Sanders, M. R., Shepherd, R. W., Cleghorn, G. & Woolford H. (1994). The treatment of recurrent abdominal pain in children: a controlled comparison of cognitive-behavioral family intervention and standard pediatric care. *Journal of Consulting and Clinical Psychology, 62,* 306–314.

Scharff, L. (1997). Recurrent abdominal pain in children: A review of psychological factors and treatment. *Clinical Psychology Review, 17,* 145–166.

Schumacher, J., Klaiberg, A. & Brähler, E. (Hrsg.). (2003). *Diagnostische Verfahren zu Lebensqualität und Wohlbefinden* (Diagnostik für Klinik und Praxis, Bd. 2). Göttingen: Hogrefe.

Seiffge-Krenke, I. & Lohaus, A. (2007). *Stress und Stressbewältigung im Kindes- und Jugendalter*. Göttingen: Hogrefe.

Seiffge-Krenke, I. & Stemmler, M. (2003). Coping with everyday stress and links to medical and psychosocial adaptation in diabetic adolescents. *Journal of Adolescent Health, 33,* 180–188.

Varni, J. W., Seid, M. & Kurtin, P. S. (2001). PedsQL™ 4.0: Reliability and validity of the pediatric quality of life inventory™ Version 4.0 Generic Core Scales in healthy and patient populations. *Medical Care, 39,* 800–812.

Venepalli, N. K., Van Tilburg, M. A. L. & Whitehead, W. E. (2006). Recurrent abdominal pain: What determines medical consulting behaviour? *Digestive Diseases and Sciences, 51,* 192–201.

Walker, L. S., Garber, J. & Greene, J. W. (1993). Psychosocial correlates of recurrent childhood pain: A comparison of pediatric patients with recurrent abdominal pain, organic illness, and psychiatric disorder. *Journal of Abnormal Psychology, 102,* 248–258.

Walker, L. S. & Greene, J. W. (1989). Children with recurrent abdominal pain and their parents: More somatic complaints, anxiety, and depression than other patient families? *Journal of Pediatric Psychology, 14,* 231–243.

Walker, L. S. & Greene, J. W. (1991). Negative life events and symptom resolution in pediatric abdominal pain patients. *Journal of Pediatric Psychology, 16,* 341–360.

Walker, L. S., Guite, J. W., Duke, M., Barnard, J. A. & Greene, J. W. (1998). Recurrent abdominal pain: A potential precursor of irritable bowel syndrome in adolescents and young adults. *Journal of Pediatrics, 132,* 1010–1015.

Walker, L. S., Smith, C. A., Garber J. & Claar, R. L. (2007). Appraisal and coping with daily stressors by pediatric patients with chronic abdominal pain. *Journal of Pediatric Psychology, 32,* 206–216.

Walker, L. S., Smith, C. A., Garber, J., van Slyke, D. A. & Claar, R. (2001). The relation of daily stressors to somatic and emotional symptoms in children with recurrent abdominal pain. *Journal of Consulting and Clinical Psychology, 68,* 85–91.

Warschburger, P. (2000). *Chronisch kranke Kinder und Jugendliche*. Göttingen: Hogrefe.

Warschburger P. & Groß M. (2008). „Stopp den Schmerz" – Ein kognitiv-behaviorales Behandlungsprogramm für Kinder mit Bauchschmerzen – Erste Ergebnisse einer Pilotstudie. *Verhaltenstherapie, 18,* 162–167.

Warschburger, P. & Wiedebusch, S. (2009). Chronische Erkrankungen. In A. Lohaus & H. Domsch (Hrsg.), *Psychologische Förder- und Interventionsprogramme für das Kindes- und Jugendalter* (S. 241–255). Berlin: Springer.

Wendland, M., Jackson, Y. & Stokes, L. D. (2010). Functional disability in paediatric patients with recurrent abdominal pain. *Child Care, Health and Development, 36,* 516–523.

Youssef, N. Y., Murphy, T. G., Langseder, A. L. & Rosh, J. R. (2006). Quality of life for children with functional abdominal pain: a comparison study of patients' and parents' perceptions. *Pediatrics, 117,* 54–59.

Zernikow, B. (2001). *Schmerztherapie bei Kindern*. Berlin: Springer.

Zernikow, B. & Hechler, T. (2008). Schmerztherapie bei Kindern und Jugendlichen. *Deutsches Ärzteblatt, 105,* 511–522.

Zimmermann, M. (2007). Physiologie von Nozizeption und Schmerz. In B. Kröner-Herwig, J. Frettlöh, R. Klinger & P. Nilges (Hrsg.), *Schmerzpsychotherapie*. (S. 21–61). Heidelberg: Springer.

Zopf, Y., Baenkler, H. W., Silbermann, A., Hahn, E. G. & Raithel, M. (2009). Differenzialdiagnose von Nahrungsmittelunverträglichkeiten. *Deutsches Ärzteblatt, 106,* 359–370.

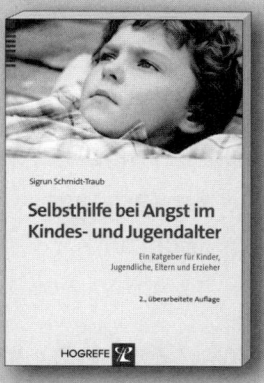
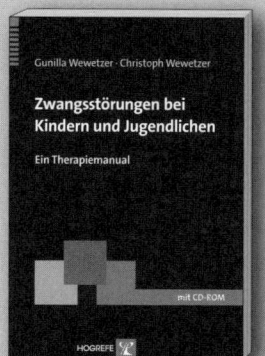
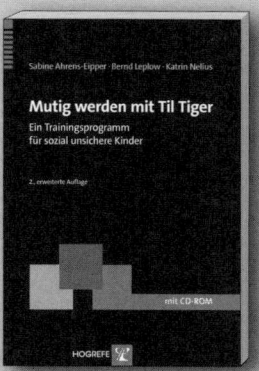
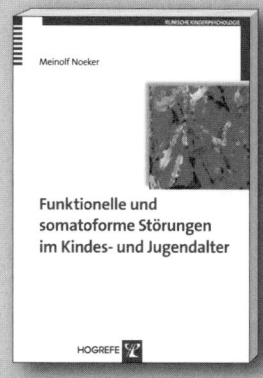
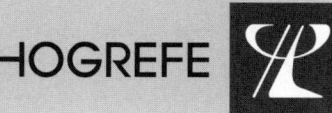

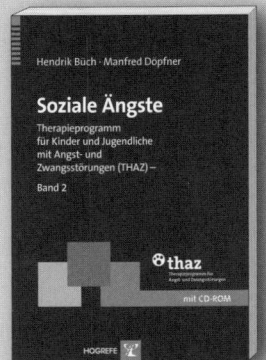
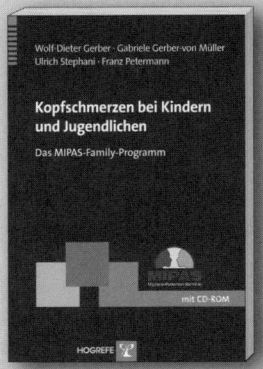
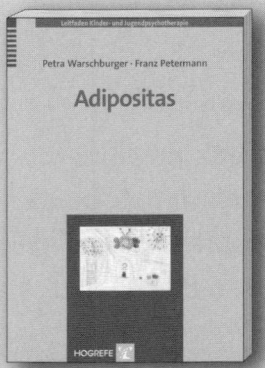
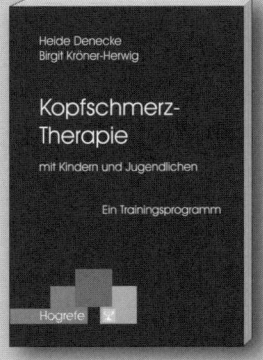
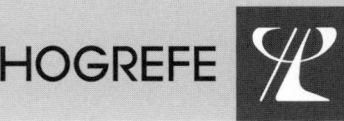